Heino Kirschke

Tod mit Ansage

Diagnose: Lungenkrebs
*
Welche Chance haben wir
wirklich ?

Bibliografische Information der Deutschen Nationalbibliothek:
Die Deutsche Nationalbibliothek verzeichnet diese Publikation
in der Deutschen Nationalbibliografie; detaillierte bibliografische
Daten sind im Internet über www.dnb.de abrufbar.

© 2015 Paul Höser
Herstellung und Verlag:
BoD – Books on Demand, Norderstedt
ISBN: 9780011524016

Inhalt

Einleitung

Mitte März 2014 wurde bei meiner Frau ein Tumor in der Lunge entdeckt. Am 19. September des gleichen Jahres verstarb sie im Alter von 51 Jahren nach 6 endlosen Monaten des Kampfes zwischen Hoffnung, Leiden und Verzweiflung. Ebenso wie hundert weitere Menschen in Deutschland, die an diesem Tag aus dem selben Grunde sterben mussten. So wie jeden Tag...

Das halbe Jahr zwischen den beiden Terminen war auch für mich und für unsere drei Kinder ein zermürbendes Wechselbad der Gefühle, mit einer latent anwesenden Bedrohung von Verlust und Leere. Ich glaube, keiner von uns konnte in diesen Monaten die Angst einmal lange genug verdrängen, um durchzuatmen und ein wenig neue Kraft zu tanken.

Jedoch war es nicht diese Lähmung, die mich über lange Zeit hinweg daran hinderte, wirklich zu verstehen, was in all den Monaten geschehen ist:

Die Behandlung, der unerwartete Verlauf der Krankheit, die gegensätzlichen und sich abrupt ändernden Einschätzungen der Ärzte und das brutale Ende - in jedem Moment hing ich mit dem emotionalen Pendel meines eigenen Empfindens, meiner Einschätzungen und Erwartungen in einer falschen Phase.

Ich konnte nicht in 'Echtzeit` begreifen, was jeweils abgelaufen ist. Irgendwie war ich die ganze Zeit einen Schritt hinterher, trotz - oder vielleicht auch wegen - den aktuellen Erklärungen der Ärzte, die oftmals bereits im nächsten Moment keine Gültigkeit mehr besaßen.

Das bedeutete, dass ich meiner Frau Beatriz nie wirklich helfen konnte.

Dabei habe ich ohne Zweifel mehr Detailinformationen während des Krankheitsverlaufes bekommen, als normalerweise eine Begleitperson, denn meine Frau sprach noch recht wenig deutsch.

So wurde ich für Ärzte und Pflegepersonal zum Übersetzer und Interpreten von therapeutischen Maßnahmen und für Bea zum Sprachrohr ihrer Empfindungen und Bedürfnisse.

Ich hatte in den vergangenen Jahrzehnten in verschiedenen Ländern gelebt, verteilt über mehrere Kontinente dieser Erde. Und wie alle Fernsüchtigen habe auch ich ein eigenes System, um Menschen und Verhaltensweisen in fremden Ländern und Kulturen so schnell wie möglich verstehen zu können. Wenn es einmal versagt hat wusste ich, dass ich besser die Koffer packen sollte, weil ich in diesem Land nicht ohne Druck oder fremde Hilfe leben könnte.

Aber meistens hat es funktioniert. Und das nicht nur in Afrika, wo die Menschen sowieso ihre Seele offen auf den Händen vor sich her tragen, sondern auch in Lateinamerika und manchmal sogar in Asien. Verständnis ist eine absolute Notwendigkeit, um an einem Ort 'heimisch' werden und seine 'Seele baumeln' lassen zu können.

Jedoch hier in Deutschland, einen Katzensprung von meinem Geburtsort und den Stätten meiner Jugend entfernt, habe ich nicht einmal begreifen können, nach welcher Logik und welchen Endscheidungen eine lebensbedrohliche Erkrankung behandelt wird und wem man letztlich vertrauen kann, in einem Kampf um Überleben oder Sterben.

Auch die ungezählten Materialien, die ich in diesen durchzitterten Monaten in nächtlicher Hektik im Internet oder bei Telefonkonferenzen mit Betroffenen/Wissenden aus allen möglichen Winkeln dieses Erdballs gesammelt hatte, ließen sich nicht zu einem gemeinsamen Erklärungsmodell zusammenfügen, welches genügend Überzeugung ausstrahlte, um daraus Handlungsalternativen abzuleiten.

Gleichwohl wuchs bei jedem weiteren Krankenhausaufenthalt und nach jeder Arztvisite von Beatriz bei mir die Gewissheit, dass mit der vorliegenden Behandlungsmethode etwas grundsätzlich falsch gelaufen ist.

Nach dem fatalen Ende habe ich begonnen, diese Zeit des Leidens aus meiner Perspektive heraus zu dokumentieren, um die Trauer und angehäufte Verzweiflung abzuarbeiten. Diese Dokumentation war nicht für eine - wie auch immer geartete - Öffentlichkeit gedacht, sondern für meine Jungs und mich selbst, um eines Tages mit diesem Teil von Erinnerung umgehen zu können.

Doch nun kam auch, eigentlich ohne großes Zutun, System in die Bewertungen von Krebstheorien und Behandlungsansätzen. Ich fing an die Kernaussagen einer jeden Theorie herauszufiltern und genau diesen Kern bei dem entgegenstehenden Ansatz nachzufragen. Denn ich sagte mir, dass es trotz unterschiedlicher Auffassungen so etwas wie 'objektive Erkenntnisse' in der medizinischen Forschung geben müsse, die für alle Ärzte bindend sind.

Und in der Tat konnte ich nun reihenweise gemeinsame Erkenntnisse finden, die auch von derjenigen Seite bestätigt werden, die in der Praxis der Behandlungen diese Erkenntnisse weiterhin ignoriert.

Wenn z.b. jemand nach dem Begriff 'Krebsstammzellen 'googelt, so wird er auch in den Statements des deutschen Krebsforschungszentrum (dKfz), also der 'Schulmedizin' bestätigt finden, dass diese Stammzellen für Metastasierung und Neubildung von Krebszellen nach Chemo– und Strahlenbe-

handlung verantwortlich sind. Und vor allem, dass sie gegen Chemotherapie und Bestrahlung unempfindlich sind. Ebenso wird an anderer Stelle bestätigt, dass nur das Immunsystem selbst gegen Stammzellen eine Chance hat.

Gleichwohl werden diese Zellen in der Praxis mit chemischen Giften und Strahlen attackiert, wobei vor allem das körpereigene Immunsystem zerstört wird. Und auch dieses Ergebnis wird an weiteren Stellen sauber und wissenschaftlich korrekt genau so bestätigt.

Oh nein, Frau Nachbar, das ist nicht wirklich lustig...

Oder wenn man von den Embryo-logen der Schulmedizin die Krebszellen-gleichen Eigenschaften der Trophoblastenzellen bestätigt findet, einschließlich einer Wucherung dieser Zellen, die dort 'Trophoblasteninvasion' genannt wird.

Dennoch werden die Trophoblastenthesen ignoriert, die genau diese Behauptung zum Kern haben, denn eine Akzeptanz müsste Konsequenzen für die Behandlungsmethoden nach sich ziehen.

Nun kristallisierte sich so langsam ein Bild von Krebs und der Entstehung von Tumoren heraus, zu dem auch eine bestimmte Vielfalt von Behandlungsmethoden passte, die konsequent auf diese 'Krebstheorie' reagierten und nicht einfach nur 'herumprobierten`.

Und vor allem schälte sich bei mir Schritt für Schritt die Erkenntnis heraus, dass es in der Tat eine 'Welt ohne Krebs` geben kann, wie es G. Edward Griffin formuliert hat.

Natürlich ist diese Welt ohne Krebs ein Stück weit theoretisch,

denn dafür müssten nicht nur die in der Tat möglichen Behand-
lungsmethoden greifen, sondern wir alle müssten auch eine
strikte Prophylaxe in Ernährung und einem Leben ohne
Alkohol und Drogen befolgen. Aber da die Menschen nun
einmal so sind, wie sie sind...
Gleichwohl existiert die Möglichkeit von 'Heilung' bei
Krebsleiden. Und zwar in einem prozentualen Verhältnis von
Geheilten zu Behandelten, wie es die schulmedizinischen
Bemühungen niemals mit ihrer 'Überlebensquote' erreicht
haben, die ja in den meisten Fällen sowieso nur eine
Verlängerung von Leidens-zeit bedeutet.
Heilung ist ganz offensichtlich möglich, wenn die betreffenden
Personen informiert sind und sich zu den richtigen Schritten
entscheiden können.
Dies ist der Grund, weshalb ich die Dokumentation dieser
sehr persönlichen Krankheitsgeschichte und die nachträg-
lichen Studien und Reflexionen veröffentlicht habe.

Im ersten Teil wird die Krankheitsgeschichte meiner Frau
aufgezeichnet. Jedem, der einmal mit einer langwierigen
Krankheit im Krankenhaus gelandet ist, werden einige
Abschnitte dieser Beschreibung seltsam vertraut vorkommen.
Dennoch sind die dramatischen Einzelheiten der Schlussphase
außergewöhnlich. Das hoffe ich jedenfalls im Interesse aller
Betroffenen in vergleichbaren Lebenssituationen. Aber wer
kann so etwas schon mit Sicherheit behaupten? Denn die
meisten Betroffenen werden ihre letzten Verzweiflungen wohl
unausgesprochen mit in ihr Grab nehmen müssen.
Ich habe so meine Art, einen Sachverhalt zu schildern,
zugegeben, aber ich versichere, dass ich nichts übertrieben
oder gar erfunden habe. Auch auf diese dramatische
Steigerung hin zum letzten Akt hätte ich liebend gerne

verzichtet, wenn sie meiner Frau und uns allen erspart geblieben wäre. Aber so war es nun einmal.

In dem zweiten Teil habe ich die einzig sinnvolle und glaubhafte Theorie von Krebs, seiner Entstehung und seiner Funktion in körperlichen Prozessen auf einen (hoffentlich) leicht verständlichen Kern beschränkt und in den historischen Zusammenhang der Entwicklung von Krebsbekämpfung gestellt.

Diese Theorie ist inzwischen in den meisten Aspekten durch die medizinische Forschung bestätigt worden und auch kein anderer 'alternativer' Ansatz von Krebsbekämpfung, der mir bekannt ist, steht diesem Gesamtkonzept entgegen. Außer natürlich – das Konzept der 'Schulmedizin', die derart auf ihre Behandlungsmethoden von Chemo- und Strahlentherapie fixiert ist, dass sie sämtliche Widersprüche ihrer eigenen Forschung mit ihrem Behandlungskonzept schlicht übersieht und außerdem die traurigen Ergebnisse ihrer Behandlung einfach schönrechnet oder gottergeben hinnimmt.

In der Folge sind in diesem Teil die Schritte skizziert, die m.E. eine 'Gemeinschaft der Betroffenen' unternehmen sollte, um einen Ausweg aus der fatalen Behandlungssituation bei Krebserkrankungen zu finden, welcher besonders die Kassenpatienten unterworfen sind.

Des Weiteren die Behandlungsmöglichkeiten, die heute bereits denjenigen zur Verfügung stehen, die genug finanzielle Mittel besitzen, um sich privat finanzierte Behandlungen leisten zu können.

Natürlich sind die, in diesem Teil aufgezeichneten Erkenntnisse nicht von mir. Ich selbst habe keinerlei Verdienst an irgendeinem Teil dieser bahnbrechenden Einsichten in die

*Natur und der `**Notwendigkeit von Krebs**´ bei körperlichen Heilungsprozessen des Menschen.*

Bei der Entwicklung und Verfeinerung der Trophoblasten-thesen stehen Ärzte und Forscher wie:

John Beard, **Krebs Senior,** **Krebs Junior,** **Griffin**, **Binzel**, **Nieper,** **Contreras Senior** *und* **Contreras Junior** *Pate und sicherlich noch viele weitere Ärzte, die mir nicht bekannt sind, oder die halt nicht mit ihren weiterführenden Erkenntnissen an die breite Öffentlichkeit gegangen sind.*

Vielleicht hätte dieser Bericht einen wissenschaftlicheren Touch bekommen, wenn ich ihn mit Fußnoten und einem dicken Anhang geschrieben hätte. Aber letztlich ist die vorliegende Recherche auch keine Doktorarbeit.

*Diese Arbeit wurde für die von Krebs - und speziell von einem Lungenkrebs Betroffenen und Bedrohten veröffentlicht, damit sie sich **vor** einem Behandlungsbeginn ausreichend über die passende und für ihre Person angemessene und erfolgver-sprechendste Therapie informieren und entscheiden können.*

Wie schwer es einem Laien fällt, sich gegen die vorherrschende und vertraute schulmedizinische Behandlung-linie zu entscheiden, wenn es um Leben oder Tod geht, habe ich selbst erfahren müssen. Denn letztlich ist unser Grund-vertrauen in die Wege der ´Schulmedizin´ ja berechtigt, trotz aller Kritik und Mängel in Einzelfragen der praktischen Umsetzung. Es existiert eine gute, uneigennützige und verdienstvolle Tradition von ´Schulmedizin´ für die breite Bevölkerung in unserem Land.

Diese Aussage gilt jedoch absolut nicht für die Behandlung von Krebserkrankungen. In diesem medizinischen Teilbereich werden seit etlichen Jahrzehnten in allen westlichen Ländern die besten und ambitioniertesten Ärzte und Forscher gebremst, disqualifiziert, bedroht oder bestenfalls in die Isolation einer privaten Behandlungspraxis gedrängt.

Diese Arbeit soll auch dazu beitragen, diese schulmedizinische Art von 'Krebsbehandlung` als das zu demaskieren, was sie im Grunde ist:

Eine medizinische Schule, letzten Endes geprägt und dominiert von der Profitmaschinerie der Pharmakonzerne, die ohne ein wirkliches Erklärungsmodell und ohne vertrauenswürdige empirische Daten gleichwohl in einem privilegierten und rechtlich geschützten Rahmen operiert und Berge von Leichen, sowie einen Ozean voll Leiden produziert.

H. Kirschke, im Frühjahr 2015

Erster Teil

Diagnose Lungenkrebs

Ein Tumor entwickelt sich zunächst einmal heimlich, lautlos und schmerzlos. Wir wissen im nach herein nie, wie lange der Betroffene schon ´Krebs` gehabt hat, bevor die Krankheit überhaupt bemerkt wird. Bevor also gesundes Gewebe von Organen angegriffen ist, die sich durch Deformationen oder Schmerzen melden. Wie wissen nicht, ob der Tumor langsam oder schnell gewachsen ist, oder ob im Körper des Erkrankten eventuell über Jahre ein Gleichgewicht zwischen Krebszellenwachstum und Immunabwehr geherrscht hat, das eine beschleunigte Tumorausbreitung verhindert hat. Aber ich will hier nicht vorgreifen, denn derartige Erkenntnisse und weitere Ahnungen habe ich erst viel später – zu spät erst – erfahren...

Als bei Beatriz Mitte März 2014 eine äußerst schmerzhafte Rippenfellentzündung auftrat, deren Ursache nach Röntgenbild und Computertomographie (CT) auf Lungenkrebs hinwies, wusste ich über Krebs nur das, was mir der Hausarzt als Information mit auf den Weg geben, und ich auf die Schnelle im Netz googeln konnte. Und dort dominieren die Seiten der ´Deutschen Krebshilfe`, also die offizielle Schulmedizin.

Die Krebserkennung der offiziellen Krebsforschung beginnt bei der Suche nach den sogenannten ´Tumormarkern` und geht dann von Röntgenbildern über Computertomographie und Kernspintomografien zur operativen Entnahme und pathologischer Analyse von Gewebeproben.

Die Behandlungsmethoden beschränken sich auf Operation, Chemo- und Strahlentherapie, wobei normalerweise eine Kombination dieser drei Behandlungsmethoden angewendet wird. **Vom 7.4. bis zum 10.4. war Beatriz das erste Mal im**

Oststadtkrankenhaus `Heidehaus` zur Spiegelung und Entnahme von Gewebeproben. **Der Befund lautete: bösartiger Tumor im rechten oberen Lungenflügel, großzellig ohne Fernmetastasen und ohne Lymphknotenbefall, jedoch Durchdringung des Nahgewebes. UICC Stadium IIB . Kurativ - also operabel und heilbar.**

Unser Hausarzt meinte zu diesem Befund, das wäre noch ein Riesenglück im Unglück, gewissermaßen ein 6er im Lotto zur rechten Zeit. Und außerdem ist gerade Hannover eines der entwickelten Zentren der modernen Krebsbehandlung in Deutschland. Ein Behandlungszentrum, wo Forschung und Praxis, medizinische Hochschule und behandelndes Krankenhaus zusammen kommen und wo jeder Patientenfall in den regelmäßigen Tumorkonferenzen der Fachkräfte aus beiden Bereichen zur Sprache kommt und analysiert wird.

Der Hausarzt ermittelte über die gängigen Methoden wie Blutanalyse, EKG, Sonographie und Analyse der betreffenden Organe einen sehr guten Allgemeinzustand von Bea und bekräftigte, besonders in Bezug auf ihr noch relativ jugendliches Alter von 50 Jahren noch einmal seinen Optimismus betreffs der bevorstehenden Operation.

Ich konnte also meiner Frau und unseren drei Kindern meine Überzeugung mitteilen, dass am Ende wohl doch noch alles gut werden wird. Sie und wir alle zusammen werden wohl sehr schwierige Zeiten durchlaufen, aber am Ende wird Bea geheilt werden. Alle Voraussetzungen dafür sind eigentlich gegeben...

Gewissermaßen war diese Hoffnung und – ja..., dieser von den ärztlichen Statements gefütterte Wunschglaube, letztendlich wohl das sichere Todesurteil für Beatriz. Denn

nun begab sie sich auf mein Anraten hin voll und ganz in die Hände der Krankenhausärzte und ´Schulmediziner` in einen Behandlungsablauf, aus welchem letztlich kaum mehr ein Ausstieg möglich gewesen.

Vermutlich wäre meine Frau auch bei den alternativen Behandlungsmethoden, die uns real zur Verfügung gestanden hätten, auf die Dauer nicht zu Retten gewesen. `Zur Verfügung` standen uns ja nur Behandlungen, die wir auch privat finanzieren können, wie zum Beispiel eine alternative Ernährungstherapie. Weiterführende Behandlungen, die auf die Mobilisierung und Stärkung des Immunsystems gegen die Krebszellen setzen, werden zunächst einmal von den Krankenkassen nicht finanziert. Ganz im Gegensatz zu der brutalen und letztlich sehr viel teuren Schulmethode Operation/ Chemo/ Bestrahlung.

Aber natürlich wäre es nicht zu einem derartig rasanten und schmerzhaften freien Fall bis hin zum hilflosen `palliativen Zustand` mit kurzer und schmerzhafter finaler Lebensspanne, also zum Tode gekommen.

Und außerdem hätte eine alternative Behandlung eine Chance bedeutet. Wohl nur eine kleine Chance auf vollständige Gesundung und eventuell auch nur eine Chance auf eine Restlebensspanne bei realer menschenwürdiger Lebensqualität. Mag sein...

Mit der standardisierten Behandlung gemäß der vorherrschenden Schulmedizin hatte Bea jedoch gar keine Chance. Spätestens mit dem Beginn der Strahlenbehandlung war war ihr Schicksal entschieden.
Leider war ich in der entscheidenden ersten Phase ihrer

Erkrankung genauso dumm und uninformiert –oder soll ich sagen ´des-informiert´, - wie gefühlte 95% der Bevölkerung und selbst die große Mehrheit der Betroffenen.

Eine Woche vor Ostern kommt Beatriz zur Operation in das Oststadtkrankenhaus.

Mit Voruntersuchungen, erneuter CT der Lunge und einer Kernspintomografie des Kopfbereiches im Nordstadtkrankenhaus vergehen ein paar Tage, so dass für die eigentliche Operation nur der Donnerstag vor Ostern bleibt. An diesem Tage kommt es jedoch zu Verschiebungen wegen einer Notoperation eines eingeflogenen Unfallpatienten. Also wird ihre OP bis kurz nach Ostern aufgeschoben und sie kann über die Ostertage nochmals nach Hause.

Gleich nach Ostern kommt sie wieder in die Klinik. Bei der letzten `Patienteninformation` erklärt mir der operierende Arzt, dass Bea eventuell gleich zweimal operiert werden muss. Und zwar dann, wenn bei der ursprünglichen OP im Lungenbereich eine Ausdehnung des Tumors in die Randbereiche der Lungenhaut bzw. der Rippen festgestellt wird. Ich unterschreibe auch diese ausgeweitete Operationgenehmigung, denn sie erscheint mir soweit logisch. Außerdem habe ich zu diesem Zeitpunkt noch vollstes Vertrauen in das Können und die überlegene Kenntnis der Spezialisten. Dass die Krebsärzte das Beste und die besten Möglichkeiten für die Patientenheilung erreichen wollen, stelle ich nicht einmal gedanklich in Frage.

Noch entscheidender ist, dass es in meinem damaligem Bewusstsein nur einen optimalen Weg von Krebstherapie und

19

möglicher Heilung geben konnte, und dass die offizielle Medizin in Deutschland selbstverständlich auf genau diesem Wege Therapie und Behandlung, sowie letztlich - soweit möglich - auch die vollständige Heilung für den Patienten sucht.

Am 24.04. morgens wird meine Frau operiert. Gegen Mittag kann ich bereits kurz mit ihr telefonieren und sie am selben Nachmittag in der Intensivstation besuchen.

„Ihre Frau ist jetzt Tumor-frei" erklärt mir ein beteiligter OP Arzt, „sie muss sich nur ein paar Tage von der OP erholen und kann danach nach Hause. Eine weitere Nachbehandlung richtet sich nach den Ergebnissen der Gewebeproben, die wir routinemäßig von den Randzonen des Operationsfeldes entnommen haben. Diese Proben werden zur pathologischen Untersuchung geschickt und in 4/5 Tagen erhalten wir die Ergebnisse".

Mich durchströmt bei diesen Worten eine warme Welle der Erleichterung. Tumor-frei...

Ich stelle eine ganze Reihe weiterer Detail- und Verständnisfragen und der Arzt nimmt sich auch die Zeit, mir diesen speziellen Behandlungsverlauf auf einer populärwissen-schaftlichen Ebene zu erklären:

„Natürlich können die entnommenen Proben am Rande des Operationsbereichs noch einige Krebszellen enthalten, die so augenscheinlich nicht zu erkennen waren. Diese könnten sodann jedoch mit punktgenauer Bestrahlung eliminiert werden. Eine technisch hochspezialisierte Bestrahlungsform, die weiterem Gewebe und anderen Organen kaum schaden kann, da diese Bestrahlung darauf abgestimmt ist, aus mehreren Richtungen heraus quasi nur im Brennpunkt der Strahlen sich schnell teilende Zellen - wie Krebszellen - zu

20

zerstören.

Bei der Operation selbst wurden Miniplättchen aus Titan in den Randbereich der Operation mit eingesetzt, um genau diesen Bereich bei Bedarf punktgenau definieren zu können.

Schlimmstenfalls könnten die Gewebeproben die Notwendigkeit einer Nachoperation ergeben, die den bisherigen Operationsbereich erweitert. Eine derartige Nachoperation wäre an sich schon schwerwiegend so kurz nach der gerade erfolgten Erst-OP, würde jedoch grundsätzlich wenig an der therapeutischen Situation ändern.

Weitere mögliche Organe - besonders das Gehirn – wohin diese Art Tumor ausgestrahlt haben könnte sind nicht betroffen, wie die Voruntersuchungen gezeigt haben. Also keine Metastasierung und auch die untersuchten Lymphknoten außerhalb des OP – Bereichs zeigen keine Anzeichen von Krebszellwanderung".

Ich vermittle also diese Erklärungen und Informationen zunächst einmal unverzüglich meiner Frau, denn Beatriz hatte mich direkt – seltsam gefasst und ruhig - aber direkt vor der Operation gefragt: muss ich sterben?

Nun konnte ich ihr mitteilen, dass sie keinen Tumor mehr hat, ´Tumor-frei`, nach den Worten des Arztes.

Natürlich ist die Situation auch weiterhin delikat und auch eine eventuelle Folgeoperation ist nicht ausgeschlossen. Es gibt keine Überlebensgarantie, denn schon eine leichte Infektion oder dergleichen könnten sich in ihrem labilen und geschwächten Zustand verhängnisvoll auswirken.

Aber Eins ist sicher: Beatriz Gouveia wird nach Aussagen der Ärzte nicht an Krebs sterben!

Ebenso wichtig und dringend war es für mich, unsere drei

Jungs in diesem Sinne zu informieren und zu beruhigen. Unglaublich mit welcher Stärke Stefan, Jonathan und Kristofer bislang diese Situation ertragen und ihre Schulroutine ohne persönliche Erklärungen anzudeuten oder abzugeben durchgestanden haben. Stärke – oder möglicherweise schlicht und einfach Verdrängung...

An diesem Abend jedoch konnte ich die riesige Erleichterung spüren und die gewaltige Last erahnen, von der die Jungs durch meine Wiedergabe des Gesprächs mit dem OP Arzt befreit worden sind. `Krebsfrei` war das Zauberwort...

Ich jage in den nächsten Tagen zwischen Krankenhaus und Zuhause hin und her. Im Krankenhaus bin ich Ansprechpartner von Ärzten, Pflegern und natürlich von Bea selbst und Zuhause nun Alleinerzieher von 3 schulpflichtigen Kindern und Organisator unseres Haushalts. Die Fahrtzeit beträgt jeweils über eine Stunde pro Fahrt und oftmals bin ich zweimal am Tag im Krankenhaus, weil ich von dort angerufen werde, da mich die Ärzte als Interpreten brauchen.

Aber egal, alles egal... Wichtig ist nur, dass Bea wieder krebsfrei ist und nun eine echte Chance hat.

Am 28.04. werde ich früh morgens von der Station angerufen. Die Gewebeproben sind aus der Pathologie zurück und es sollen Behandlungsentscheidungen getroffen werden.

Ich mache mich also schnellstens wieder auf den Weg, um beim Eintreffen im Krankenhaus zu erfahren, dass Bea gerade in Folge einer Nachoperation unter dem Messer liegt.

Irgendwie war diese Möglichkeit zwar schon für die erste Operation als Eventualität vorgesehen, dennoch bin ich verwundert, dass die Folgeoperation so plötzlich einen Tag vor der vorgesehenen Entlassung ohne Nachfrage durchgeführt wird. Quasi als `Notoperation`.

Ich versuche, einen der behandelnden Ärzte zu sprechen,

jedoch ist jetzt am Vormittag schwer jemand zu erreichen. So werde ich von Station zu Station geschickt und lande am Ende bei einem Arzt, den ich noch nie vorher gesehen habe. Dieser Arzt ist eine prächtige Erscheinung - Typ Filmarzt Doktor Schiwago - und kommt aus Libyen. Aber leider ist sein Deutsch so dürftig, dass ich ihn kaum verstehen kann. Er hat die Krankheitsakte meiner Frau vor sich und soll wohl nach `Aktenlage` so etwas wie eine nachträgliche Patientenbelehrung durchführen. Schnell wird klar, dass er die Akten nicht gelesen hat, schon weil er gar nicht genug Schriftdeutsch beherrscht.

Diese Art von Konfusion kommt auch auf allen anderen Behandlungsebenen vor, so beim Pflegepersonal oder auch bei dem Küchenservice und den Reinigungskräften des Krankenhauses. Der Grund liegt einerseits an dem hohen Anteil von ausländischen Pflegekräften mit limitierten Deutschkenntnissen und andererseits an der absurden Häufigkeit der permanenten Personalwechsel.

Einer dieser Faktoren alleine ließe sich wohl noch kompensieren. So würde sich die Verständigungsschwäche des Pflegepersonals noch ausreichend mit besserer Gewöhnung Patient – Personal ausgleichen, da sich häufig gerade die ausländischen Pflegeschwestern durch guten Willen und hohe Anteilnahme am Schicksal der Patienten auszeichnen.

Andererseits ließe sich auch eine hohe Geschwindigkeit der Personalrotation durch genaue Akten und Krankenübergaben einigermaßen kompensieren. Vorausgesetzt natürlich, es hapert bei dem jeweiligen Personal nicht an Verständnissprache.

In dem aktuellen System jedoch sind chaotische Zustände und Fehler vorprogrammiert, zumal die Patienten auch noch häufig und unangekündigt auf andere Stationen verlegt werden. Fehler, die natürlich in erster Linie zu Lasten der Patienten gehen.

Ich selbst habe zwei mal die Krankenakte meiner Frau im ganzen Krankenhaus gesucht, bin einmal erfolglos hinter der CT Diskette hinterhergejagt, die vor der Einweisung ins Krankenhaus bei einem externen Röntgeninstitut gemacht wurde (diese CT musste letztlich noch einmal wiederholt werden), habe gerade noch eine (fehlerhafte) Medikamenteneinnahme von Bea verhindert, die eine neue Schwester mit der Ausgabe für die Nebenpatientin verwechselt hatte und habe in einer späteren Phase praktisch permanent und erfolglos das bisschen Spezialessen reklamiert, welches ich zusammen mit der Ernährungsspezialistin des Krankenhauses aufgestellt hatte.

(Übrigens: Ernährungsspezialistin im Krankenhaus. Das ist ein äußerst undankbarer Job. Denn auch wenn die Spezialistin noch so bemüht ist, eine Patienten-gerechte Ernährung zusammenzustellen, so kann sie letztendlich nicht beeinflussen, welche von ihren Referenzen letztlich auch beim Patienten ankommt. Sie spricht halt nur Empfehlungen aus, ohne überhaupt einen direkten Draht zur Küche zu haben.

Eine spätere Korrektur des Essens auf der Stationsebene geht überhaupt nicht. Die Schwestern der Stationsküche können maximal eine Tütensuppe anbieten. Eine Hühnersuppe dieser Art schmeckt dann so wie eine Salzstange in Maggiesauce und hat auch ungefähr den gleichen Nährwert).

Aber gut, wir bekommen das alles wieder hin, sobald Bea nach Hause kommt. Inzwischen hatte ich mich um die Mithilfe von afrikanischen Bekannten für die spätere Essensversorgung bemüht, und wir werden Bea wohl ab und an sogar ein angolanisches Gericht anbieten können.

Im Moment ist hauptsächlich die ärztliche Betreuung und OP - Nachsorge wichtig. Und in dem Bereich erscheint meine Frau weiterhin in Händen der besten Spezialisten...

Allerdings unterhalte ich mich bei all meinen Besuchen so viel wie möglich auch mit anderen Kranken, um weitere und persönliche Erfahrungen von Patientenseite zu erhalten.

Ungefähr die Hälfte hier sind ebenfalls Lungenkrebspatienten, und die Meisten haben schon frühere Behandlungen und Krankenhausaufenthalte wegen Krebs hinter sich.

Der Tenor der Meinungen ist: die Ärzte hier sind Spezialisten, haben einen guten Ruf, der Vertrauen erweckt, und in der Tat wird jeder einzelne Krebsfall auf einer oder auf mehreren `Tumorkonferenzen` besprochen.

Individuelle ärztliche Betreuung ist allerdings - wohl wegen Überlastung des Ärzteteams - eher dürftig, und Pflegebetreuung sowie Krankenhausorganisation ist das reinste Chaos. `Gesundgepflegt` werden kann man nur Zuhause. Wohl demjenigen, der fürsorgliche Angehörige oder Freunde hat…

Die Behandlungsabläufe sind alle ähnlich: Operation, dann Chemotherapie + Bestrahlung, oder erst Bestrahlung (wenn der Tumor vor der OP zunächst verkleinert werden soll) dann Operation und letztlich Chemo, oder auch nur Chemo + Bestrahlung (wenn eine OP nicht mehr möglich bzw. nicht mehr sinnvoll erscheint).

Einige der Patienten können eine gute (5 Jahre) Überlebensrate vorweisen und wissen, dass ihr Krankheitsverlauf a-typisch ist. Sie leben noch – entgegen Prognosen und Mittelwerten – und halten diesen Zustand durchaus ihrer speziellen Krebsbehandlung zugute.

Richtig glücklich und froh über diesen Zustand sind allerdings auch diese Patienten nicht. Und dies durchaus nicht nur, weil sie nun wieder mit Folgeerkrankungen behandelt werden müssen.

**Kein Patient – nicht Einer – behauptet nach der Erstbe-
handlung wieder gesund geworden zu sein.**

Niemand konnte sich nach der ersten Behandlung wieder so
fühlen, wie vor der Erkrankung/ Behandlung. Die Meisten
haben sich danach über Jahre irgendwie durch geschleppt,
invalide und arbeitsunfähig bis zum nächsten Krankenhausaufenthalt. Der entscheidende Knack - und Wendepunkt war bei
allen Patienten, mit denen ich gesprochen habe, die Chemotherapie.

„Danach war ich nie wieder, wie vorher...“

Auf der Wiese des Krankenhausgeländes sitzen viele mir
bekannte Gesichter von den Stationen und rauchen. Ich gehe zu
allen Bekannten (und vielen Unbekannten) und frage, warum
sie bei der Krankheit und Prognose noch immer rauchen: „Wir
sind sowieso schon Zombies, lebende Leichen. Deshalb juckt
es auch niemand vom Krankenhaus, dass wir hier rauchen“.

Die Meisten sind natürlich nicht so krass und selbstkritisch,
um sich derart hart auszudrücken, aber in gewisser Weise
denken alle so.

**Wir beschließen, dass meine Beatriz auf gar keinen Fall
eine Chemotherapie erhält, komme was wolle. Ihre Krankheitsgeschichte muss einfach anders enden.**

Postoperative Rehabilitation

Am 05. Mai wird Bea nach Hause entlassen.

Ihr Allgemeinzustand ist nach diesen beiden, direkt nacheinander erfolgten Operationen nicht gerade der Allerstabilste. Sie hat noch ein Körpergewicht von 44 kg (bei einer Größe von 160 cm), ihr Normalgewicht lag stets bei 56 – 58 kg. Aber das war gewissermaßen in einem anderen Leben...

Und natürlich hat sie weiterhin starke Schmerzen im Operationsbereich, dies war ja auch zu erwarten. Ich dachte, nun liegt es halt an uns, an ihrer Familie, sie wieder auf die Beine zu bekommen. Das Krankenhaus wollte sich nach Auswertung der erneut entnommenen Gewebeproben wieder bei uns melden.

Per Zufall treffe ich dieser Tage K, einen Bekannten aus der Zeit gemeinsamer politischer Arbeit. Der fragt mich nun auch ausgerechnet nach dem Befinden von Bea und den Kids, und so erzähle ich ihm von Bea´s Erkrankung.

´Es gibt überhaupt keinen Krebs`, ist seine überraschende Reaktion, ´lasst euch bloß nicht auf eine Behandlung im Krankenhaus ein, dort wird deine Frau garantiert kaputt gemacht`.

Er nennt mir so aus dem Stegreif die Namen von verschiedenen Ärzten und alternativen Behandlungsmethoden: ´Such mal im Internet die Ernährungsbehandlung von der Doktor Budwig oder dem Arzt Gerson. Und studiere die Theorien des Dr. Hamer, der Russin Lebedewa und anderen...`

K gilt in den besagten politischen Kreisen als ´Verschwörungstheoretiker`, also als leicht paranoider Fantast, der jedoch meist recht gut informiert ist. Allerdings hat er eine Vorliebe für vereinfachte und vereinfachende Theorien, die so manches Mal aus der Feder eines Däniken stammen könnten...

Dennoch habe ich persönlich häufig seine Sichtweise in politischen, historischen und ökonomischen Belangen geteilt, wenn es um die große nationale oder internationale Geschichte ging. Oftmals deshalb, weil ich aus meinem eigenen Ansatz heraus zu dem gleichem Ergebnis gekommen bin, oder auch aus dem Wissen darum, wie oft und schamlos wir in den großen und entscheidenden Fragen belogen werden. Wie oft und wie willig sich gerade auch die `Spezialisten` mit Studium und Titel dafür hergeben, sich in den Dienst der herrschende Mächte zu stellen und fachliche oder geschichtliche Fälschung zu betreiben.

Mir ist jedoch nie in den Sinn gekommen, dass solche Mechanismen auch auf dem humansten aller Wissensgebiete, der menschlichen Medizin, deren Praxis und dessen Erforschung möglich wären. Und gar noch bei einem der ganz großen Menschheitsprobleme, den Krebserkrankungen, die es auf dem gesamten Erdball überall dort gibt, wo Menschen leben.

Und doch war es genau dies, was K behauptete: die ganze offizielle, schulmedizinische Krebstheorie ist eine riesengroße Lüge und die daraus resultierenden Behandlungen ein wahnsinniges Zerschnipseln, Vergiften und Verstrahlen. Weltweit. Eine Goldgrube für Pharmaindustrie und die Produzenten spezialisierter Hochtechnologie - und auf der anderen Seite ein weltweites Gemetzel in allen entwickelten Völkern und Gesellschaften...

Rein intuitiv lehne ich zunächst einmal schon im gedanklichen Vorfeld diese pauschalierte Sichtweise ab.

Aber es geht um meine Frau, meine eigene Familie und außerdem..., dass etwas mit der chemotherapeutischen Behandung grundlegend nicht stimmen konnte, hatte ich ja bereits - sozusagen aus erster Hand -, also von Betroffenen erfahren.

In der nächsten Zeit lese ich mich erneut in die Thematik ein, lasse jedoch diesmal die Seiten der dKfz (deutsches Krebsforschungszentrum) beiseite und richte den Schwerpunkt auf alternative Erklärungsmodelle und Behandlungsformen von Krebserkrankungen.

Und hier beginnt für mich eine abenteuerliche und langwierige Erkenntnisreise mit tausenden von Fragen, Hindernissen und Widersprüchen...aber auch mit sehr vielen AHA- Erlebnissen, und ich versuche zunächst irgendwie `Systematik` in die neuen Erkenntnisse zu bekommen.

Zuallererst jedoch studiere ich die Ernährungstherapien von Budwig und Gerson, denn nun ist meine Frau wieder zu Hause und wir benötigen schnellstmöglich ein hilfreiches Ernährungsmodell.

´Ernährungstechnisch` lässt die Schulmedizin den Erkrankten einfach im Regen stehen. Dabei wird der Stellenwert richtiger Ernährung gar nicht in Frage gestellt, aber: ´der Patient soll halt essen, worauf er Appetit hat`.

Das klingt verdammt nach Resignation, wo hingegen die budwigsche Öl – Eiweiß- Diät schon einen recht genauen Erklärungshintergrund aufweisen kann, den auch die Schulmediziner nicht - und eigentlich überhaupt keiner der ernsthaften Krebsforschungsansätze - in Frage stellt.

In Frage steht letztlich nur, ob dieser Ansatz von konsequenter Ernährungsumstellung allein zur Krebsbekämpfung ausreichend ist, oder nicht.

Dr. Johanna Budwig bezog sich in der 2ten Hälfte des 20ten Jahrhunderts auf Erkenntnisse des Krebsforschers und

Nobelpreisträgers Otto Warburg, der erkannte, dass Krebszellen ihre notwendige Energie auf eine andere Weise gewinnen, als normale Körperzellen. Vereinfacht ausgedrückt `verbrennt` eine Krebszelle nicht ihre Energieträger mit Sauerstoff wie eine `normale` Körperzelle, sondern sie gewinnt ihre Energie aus einem Vergärungsprozess ohne Beteiligung von Sauerstoff. Dieser Prozess kann zeitweilig auch in gesunden Zellen stattfinden, wenn sie unter `anaeroben` Bedingungen, also unter Sauerstoffmangel arbeiten. Unter diesen Umständen ist auch der mikroelektronische Austauschprozess von Elektronen innerhalb eines Zellverbandes gestört. Die Einzelzelle und der Verbund interagieren nicht im normalen menschlichem Zellmodus.

Für Budwig sind Krebszellen nichts anderes, als falsch funktionierende `normale` Körperzellen und in ihrem eigenen Therapieansatz versuchte sie nun, die `Fehlfunktionen` bei Krebspatienten wieder rückgängig zu machen. Der hauptsächliche Hebel (jedoch nicht der Einzige) dabei war eine konsequente Ernährungsumstellung die bewirken soll, dass der PH Wert (Säuregehalt) der Körperzellen sinkt, der Elektronenaustausch sich normalisiert und die Energiegewinnung aller Körperzellen wieder auf Sauerstoffverbrennung zurückgeführt wird.

Anhänger der reinen Ernährungstherapie verweisen auf eine immens hohe Erfolgsquote von Johanna Budwig (behauptete 70 % Heilungen), andere Mediziner weisen diese Quoten jedoch als absolute Phantasie-zahlen zurück. Und auch spätere Verfechter gesunder Ernährung bei der Krebsvorsorge und Heilung bezweifeln eine erfolgreiche Krebstherapie ausschließlich auf Ernährungsbasis. Dennoch bleibt die Wichtigkeit einer angepassten Ernährungsumstellung bei Krebs unbestritten.

Ich bereite nun also jeden Morgen für Bea eine `Leinöl-Eiweiß- Müsli- Mahlzeit` a la Budwig vor.

Nach 2/3 Tagen hat Beatriz sich recht gut mit dem etwas faden Geschmack dieser kleinen Mahlzeit abgefunden und kann das Frühstück bei sich behalten.

Schwieriger ist es schon, eine Mittags- oder Hauptmahlzeit zu erstellen, die sie auch isst und nicht wieder erbricht. Unsere afrikanischen Freunde bemühen sich Speisen in Anklang an die angolanische Küche zu erstellen, die auch auf kleine Häppchen verteilt über den ganzen Tag hinweg eingenommen werden können. Jedoch so langsam macht sich bei Bea eine unangenehme Verstopfung bemerkbar, die sich weder durch Abführmittel noch durch Klistiers (Einläufe) richtig beheben lässt.

Bea hatte auch früher schon öfter Probleme mit dem` Stuhlgang`, wie es im feinen Nobel-deutsch heißt, aber diese periodisch auftretenden Schwierigkeiten konnten bei ihr normalerweise mit Obsternährung oder spätestens mit einem Einlauf gelöst werden. Das klappt nun nicht mehr.

Von einer befreundeten Krankenschwester erfahre ich, dass Verstopfung eine häufige Nebenwirkung der Einnahme von Schmerzmitteln auf Opiatbasis ist. Und klar – meine Dame erhält jede Menge Opiate zur Linderung der OP – Folge-schmerzen. Wir entscheiden uns gemeinsam dafür, die Opiat-einnahme auf ein absolutes Minimum zu begrenzen und im Zweifelsfall eher irgendwie mit den Schmerzen klar zu kommen.

Nachdem dieses lästige Problem erkannt und sich Schritt für Schritt langsam lösen lässt, bessert sich auch ein wenig der Allgemeinzustand meiner Frau. Jeden Tag unternehmen wir kleine Spaziergänge um die Häuser, und es ist Bea selbst, die versucht, diese Gänge nach Möglichkeit immer ein kleines

Stück zu verlängern. Ebenso wie sie versucht, täglich ein bisschen weniger zu schlafen, ein kleines Quantum mehr Essen bei sich zu behalten und sich mehr in der Wohnung zu bewegen. Ihre Fortschritte auf allen Bereichen sind minimal und quasi nur mit der Lupe zu erkennen, aber immerhin, es sind Fortschritte. Und es sind ihre eigenen Fortschritte.

Sie hat noch das Gefühl 'alles kann gut werden`, und ihr Schicksal liegt noch zu einem guten Teil in ihrer eigenen Hand.

Morgens, nachdem ich mit unseren Jungs aufgestanden bin und sie bei ihren Vorbereitungen zum Schulgang unterstützt habe, bin ich häufig noch einmal in die Falle gekrochen, oder habe mich in eine Arbeit am PC vertieft.

Aber nun weckt mich immer öfter der Ruf meiner Frau: `Ya me levanteeeee...` (ich bin schon aufgestanden), und jeden Tag klingt dieser Ruf etwas unternehmungslustiger und fröhlicher.

Heute schmerzt mich noch oft die Erinnerung an diesen morgendlichen Weckruf, weil in ihm ein letztes Mal der Optimismus und die positive Lebenseinstellung von Beatriz mitklang, mit der sie bislang jede neue Lebensaufgabe angegangen ist. Hier lag die eigentliche Quelle ihrer Kraft, mit der sie sich vor 10 Jahren mit drei Kindern im tiefsten Südamerika neu eingerichtet hat, oder vor 3 Jahren mit in das unbekannte und anderssprachige Deutschland gezogen ist, um auch hier in kürzester Zeit trotz aller Sprachlimitation ein Teil der Gemeinschaft zu werden.

2 Monate später, als die 'ionisierenden Strahlen` auf ihrem Vernichtungsfeldzug gegen übriggebliebene Krebszellen auch und vor allem überlebensnotwendige Organzellen zerstörten, haben eben diese Strahlen auch die Lebenseinstellung und den Optimismus meiner Frau mit

abgetötet. Gut möglich, dass die rein medizinische Seite eine andersartige Wertung hat, aber für mich ist Bea erst ab diesem Zeitraum von ihrer Krebskrankheit besiegt worden.

Zunächst jedoch haben wir noch eine letzte Gnadenfrist: Am 28.05. hat Bea eine Vorstellung zur Chemotherapie im Oststadtkrankenhaus. Wir fahren natürlich hin, zumal wir auch eine `Patienteninformation` und ein Protokoll von der letzten Tumorkonferenz, bei der es um Beas Zustand nach der zweiten OP ging, erhalten werden.

Zweifel

Bei der Spezialistin für Chemotherapie im Oststadt-krankenhaus falle ich gleich mit unserer Entscheidung ins Haus, dass wir keine Chemotherapie für Beatriz wollen. Als Grund führe ich den immer noch sehr wackeligen Allgemeinzustand und das geringe Körpergewicht meiner Frau an.

Ich hatte noch eine ganze Reihe weiterer Argumente zusammengestellt, die ich aus Gesprächen mit Betroffenen, ausgiebiger Lektüre im Internet und Fachbroschüren aus Kuba und Spanien und sogar direkter Korrespondenz mit einem bekannten Facharzt der Alternativmedizin aus Spanien sowie einem argentinischen Heilpraktiker entnommen habe.

Aber schlagartig wird mir schon bei dieser ersten Sitzung klar, wie schwach meine Position und meine Argumentationslinie den Ärzten gegenüber ist, sobald es zu konträren Meinungen kommt.

Wenn ich selbst der direkt Betroffene, also der Kranke gewesen wäre, hätte es ja vermutlich gereicht zu sagen, `nein, ich will keine Chemotherapie, ich habe Angst davor`.

Aber es geht natürlich letztlich um Bea. Und egal, ob wir drei Kinder zusammen haben und eine Familie bilden, egal ob ich ihr Mann bin (und später auch Bevollmächtigter laut `Patientenverfügung`), und auch egal, ob ich ab und an synchron übersetze worauf sie dazu nickt oder eine Bemerkung macht; also egal, ob und wie oft ich anzeige und demonstriere, voll und ganz in ihrem Namen zu reden..., ich bin doch stets nur der autodidaktische Laie, der gegen das geballte Gewicht der Argumente eines erfahrenen Experten anredet. Eines Experten, der dazu noch der Herr der Erfolgsstatistiken ist.

Unter der Prämisse, dass beide Seiten nur das Beste für den Patienten wollen, wer kennt da nun wohl den richtigen Weg? Und welche Seite setzt sich letztlich durch?

Jeder Angehörige oder jede sonstige Vertrauensperson, die einen Krebskranken begleitet und die ´Entscheidungsgewalt` der Patientenverfügung besitzt, erfährt dieses Ohnmachtsgefühl.
Früher oder später wird er in der Einen oder anderen Variante zu hören bekommen: ´wollen Sie als Laie es verantworten, dass ihr... (Freund, Bekannter, Mann, Frau, Sohn) einen... (wahrscheinlichen Rückfall, Metastasen, gesunkene Überlebenszeit) riskiert? Gegen den Rat der Experten?
Wenn dann noch die Statistik ins Spiel kommt, (`natürlich können wir keine Garantien geben. Das kann niemand und jeder Patient hat ein Stück weit eine eigene Geschichte. Aus unseren Statistiken geht jedoch genau hervor, welcher Behandlungsweg die besten Erfolgschancen bietet`), spätestens dann sind Gegenargumente, Einwürfe oder Ängste der Vertrauensperson saft- und kraftlos und entwertet.

Die Vertrauensperson kann sich keinen Fehler erlauben. Wenn sie sich tatsächlich gegen den Expertenrat bei einer Behandlungsvariante durchsetzt und es passiert etwas (Rückfall, Metastasen, plötzlicher Tod), dann muss sie damit leben, einer geliebten Person, die ihr die Endscheidung über Gesundheit und Leben anvertraut hat, geschadet oder sie sogar fahrlässig getötet zu haben.
Der Arzt hält sich an seine Statistiken. Verstirbt ein Patient, dann fiel dieser Patient eben leider unter die 70% (oder 60%, oder X %) der Krebspatienten, die statistisch gesehen die direkte Behandlungsphase nicht überleben.

Ein Arzt mag wohl einen speziellen Todesfall bedauern, aber dieser Vorfall stellt nicht sein Behandlungskonzept in Frage.

Der Grund, weshalb ich hier so relativ ausführlich auf diesen delikaten Punkt der Arzt – Patient – Vertrauensperson Relation bei einer Behandlungsentscheidung eingehe, liegt in den späteren Vorkommnissen, bei denen ich mich zwei Mal wider besseres Wissen nicht gegen die Meinungen und Handlungen der betreffenden Ärzte durchsetzen konnte.

Die erste Entscheidung nahm meiner Frau alle möglicherweise noch bestehenden Überlebenschancen, die Zweite führte zu ihrem unmittelbaren Tod.

Dabei verstehe ich im Prinzip durchaus diese Gewichtung bei Behandlungsentscheidungen. Ein Arzt muss natürlichen sein Behandlungskonzept bis zum Ende verfolgen und durchziehen können, wenn ein Patient sich in seine Hände begibt und ihm somit seine Gesundheit und sein Leben anvertraut. Der Patient selbst sollte wohl bei entscheidenden Eingriffen sein Veto einlegen können, denn schließlich geht es um sein eigenes Leben. Diese Art von Einsprüchen sind faktisch mit einem Abbruch der Behandlung `auf eigene Gefahr` gleichzusetzen.
Eingriffe in Behandlungsabläufe von `Bevollmächtigten` im Rahmen einer vom Gesetzgeber vorgeschriebenen Patientenverfügung sind für den Arzt jedoch kaum zu akzeptieren.
Hierbei handelt es sich aus Sicht des Arztes um laienhafte ´Besserwisserei` von Personen, die weder das Patientenrisiko noch das Arztrisiko tragen, und deren Einwände letztlich wenig Gewicht haben - egal aus welchem Grund sie in der

Patientenverfügung eingetragen worden sind.

Der Arzt wird Einwände aus dieser Ecke in der Regel `abbügeln` und zwar – je nach Verständnis und Toleranzgrenze, Zeitmangel, Stressfaktoren oder ärztlicher Arroganz - entweder erklärend und überzeugend, oder mit kurzem Hinweis auf Statistik und Erfahrung, oder aber ganz ohne Worte durch einfaches Ignorieren des ´Bevollmächtigten`. Ich habe alle Varianten erlebt.

Bei dem ersten Gespräch mit der Spezialistin für Chemotherapie im Oststadtkrankenhaus bekomme ich gleich eine Basislektion zu diesem Thema verpasst. Die Frau Doktor nimmt sich Zeit, hört sich geduldig meine Argumente an und widerlegt Punkt für Punkt meine Befürchtungen mit Hinweisen auf Behandlungsdaten und Statistiken, sowie auf die enormen Fortschritte bei der Weiterentwicklung der Chemotherapie. Sie ist argumentativ nicht zu erschüttern.

Ich verweise, wie gesagt auf die ersichtliche körperliche Schwäche meiner Frau und auf ihr geringes Körpergewicht. „Moment, Moment...“ , kurzer Blick in die Datenbank, Frau Beatriz G. / Entlassung aus dem Krankenhaus/ Gewicht... „sagen Sie bitte ihrer Frau, sie soll sich kurz auf die Waage dort stellen... Na bitte, ihre Frau hat zugenommen. 1 Kilo seit der Entlassung nach der OP. Nicht sehr viel, aber immerhin, es geht doch aufwärts. Außerdem passen wir die Dosierung genau an das Körpergewicht des Patienten an“.

Ich sage, wir bräuchten etwas mehr Zeit für die Endscheidung, ob Chemo oder nicht. Bea braucht mehr körperliche Stabilität und ich selbst brauche mehr Informationen über mögliche Alternativen von Nachbehandlung.

„Bedenken Sie, dass es ein limitiertes Zeitfenster für die Effizienz der chemotherapeutischen Nachsorge gibt. Nach der Operation macht die Therapie nur Sinn, wenn sie innerhalb von 6 Wochen beginnt".

---Warum ist dies so?---

„Das sagen uns die Statistiken"

---Gut, bleiben wir mal einen Moment bei den Statistiken...Welchen Erfolgsanteil hat eine Chemotherapie denn überhaupt an einer gelungenen Gesamttherapie? ---

„Bis zu 10 %"

---Das klingt aber nicht gerade beeindruckend ---

„Wollen Sie Ihrer Frau diese 10 % nehmen?"

---Nein, selbstverständlich nicht. Aber verstehen Sie bitte, wir haben die letzten 10 Jahre in Südamerika gelebt. Natürlich gibt es auch dort Krebserkrankungen unter der weißen Bevölkerung, aber praktisch eben keine unter der indigenen Bevölkerung, die ja inzwischen bei schwerwiegenden Erkrankungen auch die Hospitäler aufsucht. Vielleicht haben die mehr Kenntnis und Zugang zu Heilpflanzen gegen diese Krankheit? Ich habe gerade etwas gelesen von der ´Graviola`...

„Die eingeborenen Völker haben statistisch gesehen eine viel kürzere Lebenserwartung, als die Menschen in Europa. Von daher tritt das Problem `Krebs` dort kaum auf, denn diese Krankheit ist bekanntermaßen weitgehend altersbedingt".

---Gut, dann muss ich jetzt noch Eines wissen. Also vor der Operation hatte ich gefragt, ob nach einer Tumoroperation automatisch die Nachsorge von Chemotherapie und Bestrahlung greift, und mir wurde gesagt, das hängt von der Operation selbst und den Ergebnissen der dabei entnommenen Gewebeproben ab. Wieso besteht nun die Notwendigkeit einer

Chemotherapie? Welche neuen Erkenntnisse erzwingen diese Maßnahme? ---

„Wenn ein Tumor `gestreut` hat, dann können sich praktisch im ganzen Körper `Metastasen` bilden, oder sich in vielen Organen neue Tumore entwickeln. Um diese Gefahr zu verhindern oder zu verringern wird eine Chemotherapie gemacht, denn diese Therapie wirkt im gesamtem Körper“.

---Aber ich weiß noch gar nichts von einer weiteren `Streuung`. Die ersten Gewebeproben des operierten Randbereichs ließen bei der pathologischen Untersuchung zwar noch vereinzelte Krebszellen erkennen, aber genau aus diesem Grunde ist ja meine Frau gleich noch einmal operiert worden. Vermutlich sind dabei aus den Randzonen des erweiterten Operationsbereichs wieder Gewebeproben entnommen und untersucht worden, jedoch habe ich bislang keine Ergebnisse darüber. Ich hatte vermutet, dass Sie mir heute diese Ergebnisse vorlegen und wir auf dieser Basis eine Endscheidung fällen.---

„Einen Moment bitte,“ und die Doktorin schaut wieder in ihr digitales Archiv. Ich nehme mir die Freiheit und positioniere mich so, dass ich ebenfalls den Bildschirm sehen kann. Da gab es keine Info in Bea`s Akte über neue pathologischen Befunde, und auch keine neue Tumorkonferenz, wo ihre Situation behandelt wird.

Dieses Treffen war auf dem Erkenntnisstand nach der Erstoperation und ohne ein neues Erkenntnisfundament auf heiße Luft gebaut. Dabei war wohl keine böse Absicht oder so was im Spiel, einfach nur chaotische Organisation und Schlamperei in der Aktenführung und – beim Aktenstudium. Um ein Haar wären beinahe gravierende Behandlungs-endscheidungen auf dieser überholten Basis gefallen.

Wir verabreden uns für ein neues Treffen in einer Woche. In der Zwischenzeit will Frau Dr. H. die neuen pathologischen Befunde einholen und den Fall meiner Frau noch einmal auf die Arbeitsliste der nächsten Tumorkonferenz setzen.

7 Tage später ist auch der nette OP Arzt dabei, der mir schon nach der ersten Operation die umfassenden Beschreibungen und Erklärungen gegeben hat. Diesmal eröffnet er seine Erläuterungen mit der Ankündigung, er hätte eine gute und eine weniger gute Information. Die Gute ist, dass meine Frau 'tumorfrei` sei. Er sagt: 'tumorfrei`, genau wie beim ersten Mal, und nicht: 'krebsfrei` - ich achte inzwischen auf diese Unterschiede.

Danach verbreitet er mit Wärme und vielen Worten eine alternative Lebensphilosophie für krankheitsgeprägte und -bedrohte Personen: „Mit der Krebsbedrohung leben - einfach die Lebenszeit ausnützen - und anders zu Leben lernen..."

Ich schreibe dies ohne jede Ironie, denn er macht das mit ehrlichem Engagement und guten warmen Worten. Ich selbst hätte in solch einer Situation keine besseren Worte finden können.

Nur...was war eigentlich die Situation???

Es gibt da so einen Film mit Jack Nickolson und Morgan Freeman, in dem zwei unheilbar krebskranke ältere Männer, -die in ihren sozialen, familiären, beruflichen und finanziellen Lebenssituationen unterschiedlicher gar nicht seien könnten, zusammen ihre Restlebenszeit planen, und in verrückten Aktivitäten ihre Lebenswünsche in einem Crashprogramm durchziehen. Am Ende werden sie sogar Freunde bevor sie Hollywood-reif in einer gemeinsamen Grabstätte im Himalaja beigesetzt werden.

In diesen Film mit dem nicht sehr glücklichen Titel `Das Beste kommt zum Schluss ` hätte die Rede des Arztes genau hinein gepasst und zwar in jene Szene am Anfang, wo dem Multimillionärs-Ekel Nickolson eröffnet wird, dass er keine Chance auf Gesundung und nur noch eine sehr begrenzte Lebenszeit hat.

Was der OP Arzt ausdrücken wollte habe ich bei diesem Treffen nicht mehr erfahren, da er mitten in seinen Erklärungen wegen einer dringenden Assistenz telefonisch abberufen wurde. Ich habe also nicht einmal erfahren, was er eigentlich mit der ´weniger guten Information` gemeint hat.

Die Frau Doktor, die ja völlig unbelastet von ´anteilnehmender Gefühlsduselei` ihren Job erledigt, eröffnete mir nun mit knappen Worten, dass auf der Tumorkonferenz beschlossen worden ist, meiner Frau keine Chemotherapie sondern Bestrahlung des Operationsbereiches nahezulegen.

Ich übersetzte und beredete diese neue Wendung mit Bea, wobei wir auf vorherige gemeinsame Beschlüsse aufbauen konnten, denn dieses Szenarium hatten wir ja bereits ausgiebig diskutiert.

Also Bestrahlung. Konnte ja nach den vorliegenden Erkenntnissen nicht so schlimm sein und ist wenigstens auf einen genau definierten Bereich limitiert.

Wir erhielten einen ersten Termin am 26.06. im Ärztehaus Rundestrasse zur Vorbesprechung der ´Thoraxwandbestrahlung`, die am 30.06 beginnen soll.

Ich habe übrigens auch später nie erfahren, was es mit den `unguten Informationen` auf sich hatte.

Auf Grund der Empfehlung zur Bestrahlung bin ich davon

41

ausgegangen, dass halt auch in dem neueren Randbereich der operierten Zone noch vereinzelte Krebszellen bei der pathologischen Untersuchung gefunden wurden. Die sollten nun, wie schon vor der Erstoperation erklärt, durch Bestrahlung eliminiert werden.

Monate später, als B. verstrahlt und in entscheidenden Organfunktionen paralysiert wieder in dem Krankenhaus landete, habe ich den OP Arzt bei meinen täglichen Besuchen noch oft getroffen. Aber er vermied nun jedes Gespräch mit mir, und wenn wir uns zufällig auf einem der Gänge begegneten, hat er bewusst zur Seite geschaut und ist mit abgewendetem Gesicht an mir vorbei gegangen.

Ich habe dieses Verhalten einer gewissen Scham und Scheu zugeschrieben, da ja nun entgegen seinen Erklärungen zumindest bei meiner Frau die Zweitoperation sinnlos und die Bestrahlung katastrophal gewesen ist. Ich habe auch nicht auf einer `Rechtfertigung` bestanden, denn dieser Arzt hatte letztlich den geringsten Anteil an unserer persönlichen Katastrophe.
Außerdem hätte ich wohl sowieso keine `Rechtfertigung` erhalten. Wo kämen wir denn hin, wenn   Ärzte anfangen würden, sich zu rechtfertigen...

Heute allerdings, mehr als ein halbes Jahr nach den Ereignissen, kommt mir beim Erinnern und Dokumentieren des Geschehens ein Verdacht, auf den ich seinerzeit niemals gekommen wäre und auch gar nicht kommen konnte:
Vielleicht wollte mir der OP Arzt damals ja eine Warnung zukommen lassen?
`Gut, wir haben ihre Frau operiert, das war notwendig. Aber

nun sollten sie besser eine weitere Therapie wie Chemo oder Bestrahlung vergessen. Lieber noch die Restlebenszeit nutzen und nach weiterer Überwindung der OP-Folgen ein Leben ganz normal und bewusst im Familienkreis verbringen, oder nach Möglichkeit sogar Reisen und andere Aktivitäten realisieren, die sie immer aufgeschoben hat.

Eine weitere Therapie hier verlängert bei positivem Verlauf eventuell etwas die Restlebensspanne, bedeutet jedoch hauptsächlich ein Leben im Krankenhaus und Siechtum. Und negativer Verlauf bedeutet Siechtum bei verkürzter Lebensspanne`.

In dem Sinne. Das ist natürlich nur eine vage Vermutung, würde jedoch das spätere Verhalten des OP Arztes in ein anderes Licht setzen. Allerdings passt die `Verharmlosung` der Strahlentherapie nicht zu dieser Vermutung. Also...doch wohl eher nicht.

Keine Vermutung, sondern explizit ausgesprochen ist die Warnung des jungen Assistenzarztes gewesen, bei dem ich mich bei der allerersten Krankenhauseinweisung - noch vor dem kleinen Eingriff der Lungenspiegelung – erstmals über die gängige Krebstherapie informiert habe.

Anlass war die Suche nach der Diskette der Erst-CT, die Beatriz vor Antritt des Krankenhausaufenthaltes bei einem externen Röntgeninstitut gemacht hatte. Diese CT war also irgendwie im Oststadtkrankenhaus verschütt gegangen und ich konnte auch keine Kopie bekommen, da besagtes Institut ferienhalber geschlossen hatte. Für die Operation bestanden die Ärzte auf einer derartigen CT und wir mussten diesen Vorgang wiederholen.

Vorher jedoch versuchte dieser Assistenzarzt ein Letztes, um eine Doppel-CT zu vermeiden.

„Suchen Sie noch einmal.Eine CT bedeutet eine Strahlenbelastung mindestens 300 mal so hoch, wie eine einfache Röntgenaufnahme.

Und im Verlauf dieser Behandlung werden noch viele CTs gemacht werden. Diese Tomographien sind eine gute Hilfe für ärztliche Einsichten und Endscheidungen. Aber sie sind natürlich eine enorme Belastung für den Kranken und können an sich schon Krebs auslösend sein.

Genauso wie Chemo und Strahlentherapie, das sollte sich jeder Betroffene vor Augen halten."

Alternativbehandlungen

Die nächsten 4 Wochen ist Bea also wieder zu Hause, und wir setzten die Bemühungen mit Ernährung, Bewegung und geistiger Beschäftigung fort, um sie wieder halbwegs auf die Beine zu bekommen. Langsam, langsam bessert sich ihr Zustand.

Aus Argentinien bekommen wir von Bekannten die Information, dass ab Anfang Juli eine Spritze gegen Lungenkrebs auf den Markt kommt, die von einem Entwicklungsinstitut in Quilmes, Argentinien gemeinsam mit dem kubanischen CIM (Centro de Immunologia Molecular) in Havanna entwickelt worden ist.

Diese Information bedeutet im Klartext, dass die kubanische Medizin ein Produkt entwickelt, getestet und zur Marktreife gebracht hat, welches die argentinische Pharmaindustrie nun produziert und vermarktet.

Der kommerzielle Name unter dem die neue Impfsubstanz auf den Markt kommt ist ´**Vaxira**`, mit dem hauptsächlen Wirkstoff ´**Racotumomab**`. Dabei handelt es um ein Produkt aus der Reihe der **monoklonalen Antikörper**, die an Krebszellen andocken und somit dem körpereigenen Immunsystem eine Identifizierung und Vernichtung der Krebszelle erleichtern. Es ist die erste Immunspritze gegen den großzelligen Lungenkrebs, also genau die Krebsspezifizierung von Beatriz. Das kubanische CIM hat eine Dokumentation in Buchform über dieses neue Medikament herausgegeben, welches eine Bekannte für mich bestellt.

Ich beschließe mich nach Erhalt der Doku intensiver mit dem Thema der monoklonalen Antikörper zu beschäftigen.

Zunächst jedoch versuche ich das Phänomen `Krebs` basismäßig zu verstehen. Was ist eigentlich `Krebs`, wie und warum entsteht er, was unterscheidet Krebszellen von normalen Körperzellen, wie ist Krebs therapierbar und wie nicht, welche Therapien und Nachbehandlungen gibt es...

Ich lese die Theorie von **Tamara Lebedewa**, wonach Krebszellen keine entarteten Körperzellen, sondern einzellige Parasiten sind (Trichomonaden) und somit natürlich auch dementsprechend bekämpft werden müssten. Etwa so, wie die ebenfalls einzelligen Malariaparasiten, die gleichfalls nicht vom körpereigenen Immunsystem, sondern mit zugeführten Stoffen wie Chlorochin, Resorchin und ähnlichen Wirkstoffen bekämpft und besiegt werden.

Eine weitere Theorie behauptet, dass der **Pilz Candida albicans** der einzige Grund und Auslöser von Krebs ist.

Ernsthafter sind Erklärungsmodelle, die hinter dem Auslöser von Krebs einen psychischen Lebenskonflikt vermuten, der von den nun Erkrankten immer nur mitgeschleppt und nie gelöst werden konnte. Vorgeschlagen werden schrittweise Heilungsprozesse, die an der Wurzel des Problems ansetzen, wie zum Beispiel der ´HOLISTICA` Ansatz des spanischen Arztes Dr. Albert Marti Bosch, dessen Ganzheitstherapie mit einer Organreinigung beginnt und sich mit einer konsequenten Ernährungsumstellung fortsetzt unter intensiver und kontrollierter Zuführung von Vitaminen.

Dieser Arzt lehnt, ebenso wie fast alle Vertreter alternativer Behandlungslinien, den Einsatz von Chemo- und Strahlentherapie als kontraproduktiv ab, da mit diesen Eingriffen das körpereigene Immunsystem geschwächt- und ein eigenständiger Heilungsprozess schwierig bis unmöglich wird.

Ähnlich stellt die `**Trophoblasten-These`** von John Beard die

Entstehung von Krebszellen in einen Gesamtzusammenhang mit natürlichen Selbstheilungsversuchen des Körpers, die wegen Störungen aus dem Ruder laufen und Krebszellen entstehen lassen.

Krebszellen sind nach diesem Ansatz nicht anderes, als körpereigene Basiszellen (Trophoblasten), die gewissermaßen als `Hilfszellen` einem neu sich entwickelnden Zellkomplex in der anfänglichen Wachstumsphase zunächst mit direkter Energiezufuhr und später mit Strukturen für die Blutversorgung helfen. Ihre wichtigste und unabdingbare Funktion haben Trophoblasten bei der Entstehung neuen Lebens, also in der pränatalen Schwangerschaftsphase, wo sie den Embryozellen (Embryoblast) die Herausbildung einer Versorgungsstruktur ermöglichen. Nach Erfüllung dieser Aufgabe müssen die Trophoblasten zum Zelltod (Apoptose) gebracht werden, da ansonsten schon im Uterus/Fötus eine Wucherung, also ein Tumor entstehen würde. Diese Funktion, bzw. diesen Befehl gibt die neu entwickelte Bauchspeicheldrüse des Fötus, indem sie die entsprechenden Enzyme absondert.

Die `Basiszellen`, aus denen sich `Trophoblasten` bilden können, sind auch beim Erwachsenen in den unterschiedlichen Organen vorhanden und treten in Aktion, wenn zur Reparatur und zur Zellerneuerung ganze Zellstrukturen im Körper neu entstehen müssen. Und genau wie beim Embryo müssen die Tropholasten ab einem bestimmten Zeitpunkt zu Apoptose gebracht werden, sobald sie ihre Funktion erfüllt haben. Gelingt dies nicht, wachsen die Trophoblastenzellen durch schnelle Zellteilung weiter, greifen umliegende Organzellen zur Eigenversorgung an und schaffen sich eigene Versorgungswege der Blutversorgung. Es entsteht also ein `Tumor`.

Die Gründe für dieses Versagen der Steuerungsmechanismen

können vielfältig und sehr unterschiedlicher Art sein. Sie können in falscher Ernährung, übersäuertem Stoffwechselmechanismus, psychischen Konflikten oder Außeneinflüssen wie Verstrahlung oder Gifteinwirkung bestehen. Das Ergebnis ist immer ein Versagen der Steuerung von Neuzellen einschließlich des Stoppsignals für Zellteilung und der `Apoptose` (programmierter Zelltod).

Auch bei diesem Therapieansatz werden Chemo- und Strahlentherapie als kontraproduktiv verworfen und eine Heilung im Zusammenwirken von Immunsystem und der zusätzlichen Einnahme des Vitamins B17 zum beschleunigten Zelltod der Krebszellen angestrebt.

Ich lese die `**Germanische Neue Medizin**` des Dr. Hamer, die ich nicht verstehe, wohl weil ich sie auch nur - mit intuitiver Abneigung belastet - überfliege. Das riecht alles so nach bombastischem Germanentum, endgültiger Erkenntnis und faschistoider Tendenz, dass es meine objektive Erkenntnisfreude ins Wanken bringt.

Sehr genau hingegen lese ich die **Immuntherapie von Dr. Klehr**. Bei diesem Ansatz wird eine labortechnische Methode (in vitro) verfolgt, um die T-Killerzellen des eigenen Immunsystems ´wissend zu machen, sie also in die Lage zu versetzen, die eigenen Krebszellen zu erkennen und zu vernichten. Dazu werden einem Patienten sowohl weiße Blutkörper als auch Krebszellen entnommen und labortechnisch so präpariert, dass die Killerzelle im Reagenzglas die Krebszelle erkennt, bekämpft und vernichtet. Dabei speichert die Killerzelle des Immunsystems die Informationen über die DNS der Krebszelle, was sie in die Lage versetzt, auch die getarnten Krebszellen im Körper zu erkennen, sobald sie wieder in den Blutkreislaufes des Patienten gelangt.

Ob die Immunzellen, die mit diesem Wissen angereichert wieder im realen Kreislauf landen, das neuerworbene Wissen auch an die nächste Generation von weißen Blutkörpern `vererben` können oder nicht, ist aus den Unterlagen heraus nicht erkenntlich.

Klingt soweit großartig. Ob das auch wirklich so funktioniert, ist aus der sehr gegensätzlichen Internetdebatte zu dem Thema nicht zu entnehmen.

Möglicherweise ist diese ganze Therapie auch nur ein großer geschickter Bluff, der mit dem Basisproblem jeglicher ernsthaften Krebstherapie spielt, um betuchte Krebspatienten abzuzocken. Schwer zu beurteilen...

Außerhalb der `Schulmedizin` laufen eigentlich alle Therapieansätze darauf hinaus, das körpereigene Immunsystem zu stärken und es in die Lage versetzen, a) Krebszellen eindeutig zu erkennen und b) den Schutzwall der Krebszellen aus elektrostatisch geladenen Proteinhüllen mittels Ernährungsumstellung (Senkung des PH-Wert) zu durchbrechen, um somit den weißen Blutkörpern den Weg zu ebnen, die Krebszellen bekämpfen zu können.

Falls `Zytostatika` verwendet werden, also Wirkstoffe zur Unterstützung des Kampfes gegen Krebszellen, werden Extrakte aus pflanzliche Substanzen mit in den Speiseplan eingebaut, die nur und ausschließlich Krebszellen angreifen. Z.b. aus dem Samen der Graviola (Stachelannone), der eine Zellteilung der Krebszellen stoppen oder verlangsamen soll, oder auch der Wirkstoff `Laetril`, der aus Aprikosenkernen und Bittermandeln gewonnen wird und bei Krebszellen (und nur bei Krebszellen) zur Apoptose (Zelltod) beitragen soll.

Die Schulmedizin pfeift auf das Immunsystem und

versucht bekannterweise mit externen Mittel wie Gift und Strahlung den Krebs zu vernichten, bzw. zu reduzieren um damit die Überlebensspanne des Patienten zu verlängern. Dass hierbei das Immunsystem (und viele weitere Organfunktionen) völlig in die Knie gehen und eine `Selbstheilung` nicht mehr möglich ist, wird bewusst in Kauf genommen. Die hier verwendeten `Zytostatika` wirken auf alle Körperzellen (und absurderweise mehr auf sauerstoffreiche, also gesunde Zellen) und zumindest einige ihrer Komponenten stammen offenbar aus dem Giftschrank der chemischen Kriegführung (Senfgas).

Von daher gibt es auch partiell keine gemeinsamen Behandlungsschritte. Die Endscheidung des Patienten, welchen Weg er wählt, steht gleich am Anfang einer Krebsbehandlung und es herrscht ein Informations- und Desinformationskrieg im Internet und anderen Informationsmedien, die den verzweifelten Betroffenen und Suchenden eine unabhängige Meinungsbildung unter Zeitdruck praktisch unmöglich macht.
 So entscheidet letztlich meist der `Main Stream` für die Methoden und den Behandlungsweg der Schulmedizin, zumal diese Behandlungsrichtung von den Kassen ohne weiteres finanziert wird.
 Wie sehr die Erfolgsstatistiken von `Krebsheilung` getürkt sind, merkt der Patient erst, wenn es für ihn selbst zu spät ist. Dann erst wird ihm bewusst, dass unter `Heilung` bestenfalls ein (meist kümmerliches) Überleben einer Anzahl von Jahren gemeint ist, unter Ausschluss der Chance, jemals wirklich geheilt zu werden.

Ich selbst ging zu diesem Zeitpunkt davon aus, dass Bea nach der (unumgänglichen) Operation und der geplanten harmlosen (weil auf einen sehr limitierten Bereich begrenzten) Nachbestrahlung noch die freie Wahl einer endgültigen Weiterbehandlung geblieben wäre.

Von daher versuchte ich nun, gemeinsame Erkenntnisfaktoren aus den beiden so konträren Behandlungsansätzen herauszufiltern, also gewissermaßen `unumstößliche Tatsachen` von Erkenntnissen, um mir ein eigenes Urteil der Richtigkeit des einen oder des anderen Behandlungsweges bilden zu können. Ein Urteil, das auf Logik und nicht auf ´Glauben´ aufbaut.

Ich habe letztendlich auch genügend allseitig akzeptierte Erkenntnisse gefunden, so dass sich in der Tat in der Gegenüberstellung mit verblüffend einfacher Logik auch für den Laien Behandlungsmethoden mit ausreichender Sicherheit beurteilen lassen.

Allerdings habe ich mich in einer Beziehung `tödlich` geirrt. Meine Frau hatte keine freie Wahl mehr nach der Bestrahlung.

Ich hätte mich unbedingt zunächst stärker mit den Problematiken und Gefahren der `Bestrahlungstherapie` auseinandersetzen müssen, als mit Krebstheorie allgemein und dem Schadpotenzial von Chemotherapie im Besonderen. Bestrahlung stand ja zunächst für Bea an und diese Maßnahme hätte ich unbedingt verhindern müssen, und – mit der Sicherheit von fundierten Vorkenntnissen – auch verhindern können.

So jedoch war ich nicht stark genug und nicht einmal in der Lage, nach der anfänglichen Unterbrechung der Behandlung die Wiederaufnahme zu verhindern.

Strahlentherapie

Am 26.06. begleite ich Bea zur Vorstellung und dem Antritt der Strahlenbehandlung in das Ärztehaus Rundestrasse. Wir fahren mit Bus und Bahn, was nun auch für Bea einigermaßen geht. Allerdings ist sie noch recht wackelig und fürchtet jede Art von Geschiebe und Gestoße. Ich erkämpfe oder erbitte oder ermeckere ihr halt jeweils einen Sitzplatz in den öffentlichen Verkehrsmitteln und gehe bei Gedränge vor ihr her und spiele Rammbock.

Ein paar Tage später erhalten wir auf Antrag von der Krankenkasse ohne Schwierigkeiten einen Transportschein für Taxifahrten von unserem Zuhause zum Ärztehaus, der von einer kooperierenden Taxigroßzentrale nach ganz schnellem Check anerkannt und mit einem Code versehen wird. Danach verlief jede Taxibeförderung absolut zuverlässig und prompt nach kurzem vorherigen Anruf. Bei solchen Sachen funktioniert die Organisation in Deutschland.

Bevor ihre eigentliche `Strahlentherapie` startet, wurde zunächst noch einmal eine Tomographie gemacht, sowie Einstellungen für die Behandlung auf der Haut ihres Brustkorbes aufgezeichnet.

Außerdem führte die Chefärztin der Praxis, Frau Dr. W. die wohl vorgeschriebene `Patientenaufklärung` durch, bei der uns auch die Aufsplittung der Bestrahlungseinheiten (min. 30 Einheiten vorgesehen), sowie die Gesamtstrahlendosis mitgeteilt wurde (48 – 50 Gy).

Und natürlich bekamen wir noch eine schriftliche Version der Basisinformation als `dokumentierte Patientenaufklärung`, die wir bis zum Beginn der eigentlichen Behandlung am 30.06. unterschrieben mitbringen mussten. In dieser Doku stehen unter dem Hinweis auf `mögliche Nebenwirkungen` eine Liste relativ harmlose Nebenerscheinungen, auf der uns die Ärztin die für Bea möglichen, also für ihre Art der Bestrahlungen eventuell auftretenden Nebenwirkungen unterstrichen hatte.

Das liest sich dann: Müdigkeit, Schluckbeschwerden, leichte Rötung, vorübergehende Atemnot, Husten und Fieber.

Allerdings standen unter der Rubrik möglicher Spätfolgen auch heftigere Bedrohungen wie z.b.: `unvollständige und sogar vollständige Lähmungen` (Querschnittlähmung), aber die liefen unter: `äußerst selten`, und waren in der Dokumentation für meine Frau auch nicht angestrichen.

Für sie kamen unter möglichen Spätfolgen Vernarbungen, Schäden des Herzmuskels, Wundheilstörung, Missempfindungen sowie Absterben von Weichteilen und Knochengeweben in Betracht. Beinahe beruhigend...

Ab dem 30.06. startete also die strahlende `Therapie` und in der ersten Woche konnte Bea auch ihre normale Routine mit Spaziergängen und Aktivitäten im Haus weiterführen. Abgesehen davon, dass sie zunehmend Schluckbeschwerden hatte, schwierig essen konnte und auch wieder einmal jeden Tag einige ergebnislose Sitzungen auf der Toilette verbrachte.

Wir sahen in diesen Schwierigkeiten noch keinen Zusammenhang mit der Bestrahlung, denn wie gesagt hatte sie auf dem Gebiet schon so manches Mal Schwierigkeiten gehabt. Und wer sich nicht `entleert`, kann auch nicht richtig essen. Erscheint irgendwie logisch...

Wiedereinweisung

In der nächsten Woche jedoch, kurz vor Beginn der 8ten Bestrahlungseinheit kippte sie einfach weg. Die Ärztin stoppte die Sitzung und schickte Bea umgehend in die 3te Etage, um neue Kernspin Untersuchungen des Kopfes zu bekommen.

Direkt nach der Untersuchung teilt uns die Frau Doktor das Ergebnis mit: „Also im Kopf ist nichts. Keine Metastasen oder andere Auffälligkeiten. Ich überweise sie jetzt zu weiteren Untersuchungen von hier aus in das Oststadtkrankenhaus, melden sie sich bitte bei der Notaufnahme. Für die weitere Bestrahlung könnte ihre Frau auch direkt vom Krankenhaus täglich mit Krankentransport hierher gebracht werden, solange ihre Stationierung dort notwendig ist."

Damit sind wir verabschiedet. Allerdings nicht ohne die Belehrung, dass diese Schwäche nichts mit der bisherigen Bestrahlung zu tun hat.

Ich bin verwirrt, besorgt und kann irgendwie nicht klar denken. Erst im Taxi auf dem Weg ins Krankenhaus beginne ich zu grübeln. Mir kommt ein bekannter Refrain in den Sinn: `weil nicht sein kann, was nicht sein darf ` und ich martere mein Gedächtnis während der ganzen Taxifahrt, von welchem Dichter wohl dieser Ausspruch stammt. Tucholsky? Heine? Wilhelm Busch? Ringelnatz?Plötzlich wird das irgendwie wichtig, und ich muss die Antwort finden, bevor wir das Krankenhaus erreichen, damit ich die Ärzte überzeugen kann. Bescheuert...

Was für idiotische Gehirnverrenkungen doch aus Besorgnis erwachsen können. Aus Besorgnis, Stress, nebulöser Information und - fundamentaler Verunsicherung.

Eine Krankenhausaufnahme durch die `Hintertür` der Notaufnahme ist eine chaotische Angelegenheit, besonders wenn es zur Mittagszeit geschieht. Da ist dann ja auch nichts vorgeplant, oft kein Bett frei, das Personal aufgescheucht und der Aufnahmearzt in voller Hektik und mit ungeteilter Aufmerksamkeit für höchstens einmal 5 Minuten. Dann kommt schon wieder eine neue Meldung, oder sein Telefon klingelt. Das ist halt so.

Bei mir versagt auch noch ausgerechnet an diesem Tag die Batterie des Handys und somit konnte ich keine Anrufe von unseren Jungs empfangen, die uns längst zurückerwartet hatten.

Nachdem Bea endlich auf einem Krankenbett liegt, und ich der Aufnahmeärztin im dritten Anlauf so halbwegs die Situation geschildert habe, versuche ich vergeblich aus der Eingangshalle den fälligen Anruf zu tätigen. Klappt aber nicht...

Zurück in der Notaufnahme, finde ich Bea nicht mehr und niemand weiß, wo sie nun gelandet ist.

Ich fahre erst mal mit ÜSTRA nach Hause, informiere die Kids, organisiere eine Runde Pizza, packe für Bea ein paar Sachen zusammen und jage wieder los. 3 Stunden später bin ich zurück im Heidehaus und finde nun auch meine Frau in einem Seitentrakt des Krankenhauses.

Sie hängt am Tropf der künstlichen Ernährung und lächelt schon wieder. Es geht ihr ersichtlich miserabel, aber Bea ist tapfer. Und immer noch optimistisch.

Ich kann nur noch den jungen Stationsarzt erreichen, die Chemo- und Strahlenexperten sind nicht mehr im Haus. Ihm erkläre ich die Situation meiner Frau, oder besser gesagt, meine Sicht der Dinge:

Schluckbeschwerden, überhaupt Schwierigkeiten mit dem Essen und, nun ja, Stuhlgang seit über einer Woche mal wieder gar nicht...

Dass sie direkt aus der Strahlenbehandlung eingewiesen wurde, hatte er schon an den Begleitpapieren gesehen. Er verspricht mir, gleich am nächsten Morgen eine Spiegelung der Speiseröhre zu machen, um eventuellen Pilzbefall auszuschließen.

Gut, ok. Ich selbst werde gleich morgen früh bei der Frau Dr. H. auflaufen, denn sie hat letztendlich bei den postoperativen Nachbehandlungen von Chemotherapie oder Bestrahlung das Sagen und die Verantwortung.

Am nächsten Vormittag sitze ich der Frau Dr. H. gegenüber. Sie teilt mir mit, dass sie bereits von der Rundestrasse informiert worden sei und fragt mich nach dem Allgemeinbefinden von Beatriz und ihrer Endwicklung in dem letzten Monat.

„Nun ja, der Zustand meiner Frau hatte sich ganz langsam gebessert, wenn auch die Schmerzen im Operationsbereich immer noch sehr stark sind. Aber seit der zweiten Woche der Bestrahlung ging es rapide bergab. Sie ist eindeutig verstrahlt worden und ich will nicht noch einmal...“

Aber die Frau Doktor war vorbereitet. Klar, sie war ja schon informiert.

Blick auf die Unterlagen – kurze Rechnung: „Nein, das ist völlig unmöglich. Ihre Frau hat ja erst gerade einmal 7 Sitzungen von 30 erhalten, also nur c.a. 11 Gy. Wenn diese Dosis schon schaden würde, könnte sie ja gar keine 48 Gy erhalten.“

Ich bin von dieser Logik überwältigt und will erst einmal nur

Zeit gewinnen. „*Ich möchte aber auf keinen Fall, dass Bea in ihrem Zustand nun von hier weiterhin jeden Tag zur Bestrahlung gefahren wird. Dies wurde mir nämlich von der Frau Dr. W. vorgeschlagen.*"

„*Nein, nein, ihre Frau soll natürlich erst einmal wieder auf die Beine kommen. Dann sehen wir ja, was diese momentane Schwäche bewirkt hat. Danach reden wir noch einmal über Weiterbehandlung, ist ihnen das Recht?*"

Natürlich ist mir das Recht. Alles ist mir Recht, was Bea helfen könnte.

Aber inzwischen ist mein Vertrauen in diesen Behandlungsweg grundsätzlich angeschlagen und das ist wirklich schlimm, denn nun ist ein Ausstieg kaum noch möglich.

Ich meine damit nicht, in den und den Arzt, oder in diese oder jene Einzelbehandlung.

Und ich meine auch nicht Fehler die geschehen könnten, weil meine Frau bei ihrem Gewicht und ihrer Körperstruktur rein physisch nicht in ein Behandlungsschema passt, welches für andere körperliche Eckdaten aufgestellt worden ist und nun pauschal durchgezogen wird.

Ich meine nicht einmal die Befürchtung von Behandlungsfehlern. Fehler bei der Operation oder technische Fehler bei der Bestrahlung. Oder dass Fehler vertuscht werden könnten, ohne dass wir je eine Aufklärung bekommen.

All dies sind Befürchtungen, die schwerwiegend und irgendwie stets präsent sind, denn es geht hier um Überleben oder Sterben, wie...oder wann...

Was jedoch meinem Vertrauen so langsam aber stetig den Boden entzieht, ist der wachsende Verdacht, dass wir bei

dem Thema Krebstherapie und Behandlung im Krankenhaus in eine Scheinwelt, eine Parallelwelt eintauchen, weil nichts so benannt, so erklärt und so gewertet wird, wie es in der realen, bio- logischen Welt wirklich geschieht.

Wir, das sind die Betroffenen, die Besorgten und die behandelten Kranken, deren Körper jedoch in der biologisch-realen Welt verbleiben und reagieren. Und die für eine (zeitweise) Flucht aus dieser Realität am Ende bitter bezahlen müssen.

Meine Frau war nach 7 Tagen verstrahlt. Noch nicht irreparabel, noch nicht tödlich, aber schon soweit verstrahlt, dass elementare Funktionen wie Schlucken, Speiseaufnahme und Verdauung derart gestört waren, dass sie zusammenbrach und künstlich ernährt werden musste.

Dass die Spezialisten der Strahlentherapie einen Zusammenhang ihres `break down` mit der Bestrahlung ableugnen, ist nicht schön, aber hat irgendwie eine Logik. Denn was wären ihre speziellen Qualifikationen wert, wenn sich die teuren Supergeräte so ab und an als nicht kalkulierbare Tötungsmaschinen entpuppen? Was wären sie ohne ihre futuristische Monstertechnik?

Das ist technologisch materialisierte Atomphysik im Dienste der menschlichen Entwicklung, computergesteuert und berechenbar. Gammastrahlung, Röntgenstrahlung, Elektronenstrahlung, Computertomographie und Bestrahlungsplanung, Eindringtiefe, Wirkungstiefe - alles berechenbar...IMRT, VMAT...und da sind studierte Experten am Werk, `Strahlentherapeuten`, die lassen sich wohl kaum beeindrucken oder gar ausbremsen, nur weil

debile menschliche Körper versagen.

Die Technik ist gewaltig, die Systeme ausgereift, die Software perfekt und die Ausbildung der Spezialisten lang und kontrolliert. Wenn dennoch etwas daneben geht, kann der Fehler ja wohl nur an dem Patienten gelegen haben.

Aber selbst der sympathische junge Stationsarzt, der sich dieser Tage ehrlich um Beatriz bemüht, zunächst eine Spiegelung der Speiseröhre und danach eine Magenspiegelung vornimmt, sagt mir, er können nichts Außergewöhnliches und keine Abnormalitäten feststellen.
Nach 3 oder 4 Tagen gelingt es ihm, mit Abführmitteln und Klistiers den Stuhlgang zu beleben, worauf Bea endlich wieder auf normalem Wege Speisen zu sich nehmen kann. Am Ende wollte er noch eine Untersuchung im Nasen und Rachenbereich unternehmen, weil er die Ursachen der Störung noch nicht gefunden hatte. (wir lehnen ab, da bei Bea wieder eine normale Speiseverarbeitung funktioniert und sie genauso gut wieder zu Hause gepflegt werden kann)
Magen, Darm, Speiseröhre waren sein Behandlungsthema und er hat seine Sache gut gelöst.

Aber: warum sagt er, er könne nichts finden? Der muss doch schon bei der ersten Spiegelung der Speiseröhre, ja beim ersten Blick in den Rachen die langen Schleimfäden gesehen haben, die so typisch für Strahlenbehandlung im Lungen/Brustbereich sind. Schon bei der Aufzählung der Fehlfunktionen hat es bei den Ärzten doch schon geklingelt, denn die haben doch in diesem Krankenhaus andauernd mit genau diesen Nebenwirkungsschäden zu tun.

Ich selbst habe erst zu einem späteren Zeitpunkt von den Kausalzusammenhängen und typischen Symptomen erfahren, sonst hätte ich natürlich alle Hebel in Bewegung gesetzt, die Strahlenbehandlung an diesem Punkt abzubrechen.

Dass ich mich nicht rechtzeitig und gründlich über diese Problematik erkundigt habe, ist mein eigenes Versäumnis und mein Teil der Schuld an den tragischen Ereignissen, an der ich heute selbst schwer trage.

Die besondere Tragik bei dieser Behandlung war, dass eine Bestrahlung nach der Entfernung des Tumors, also nach dem operativen Eingriff völlig sinnlos gewesen ist. Verbliebene Krebszellen in den Randzonen sind sauerstoffarme Zellen oder gar Stammzellen des Krebses und nahezu resistent gegen Bestrahlung.

Diese Bestrahlung produzierte 100% Nebenwirkungen, also ausschließlich Schäden, wobei sich darüber streiten lässt, ob die Paralysierung des Speise- und Verdauungsapparates, die Zerstörung von Widerstandskraft des Immunsystems oder auch ein möglicher Metastasierungsanstoß die größte Gefahr darstellt.

Einen Sinn in Prophylaxe oder die Chance irgendeiner Besserung, wie bei reiner Tumorbestrahlung, wo mit der Behandlung wenigstens die `Tumormasse` verkleinert werden kann, **besteht bei dieser Anwendung von Strahlentherapie nicht.**

Jeder Onkologe weiß dies. Natürlich auch die Onkologen der `Schulmedizin`, denn es steht explizit in ihren eigenen Behandlungsleitlinien und für jeden nachlesbar in den Broschüren der `dKfz` sowie dem MSD Handbuch Gesundheit, dem zentralen Nachschlagewerk für Ärzte und Laien. Man muss nur ein wenig tiefer in diesen Schriften suchen.

Bis in die 90er Jahre war die Behauptung der Existenz von Krebsstammzellen eine umstrittene Theorie. Dann wurden diese Stammzellen der unterschiedlichen Krebsformen eine nach der anderen gefunden, isoliert und untersucht. Seit nunmehr 20 Jahren gilt als gesichert, dass diese Stammzellen im Körper wandern und die gefährlichen Metastasen auslösen können. Und unempfindlich sind gegen ionisierende Strahlen.

Dennoch fahren die Ärzte der Strahlenbehandlung fort auch dann diese Therapie zu empfehlen, wenn die Restkrebszellen offensichtlich Strahlen-resistent sind. Eines Tages werden sie uns die Gründe erklären müssen...

Wiederaufnahme der Strahlentherapie

Meine Frau blieb also vom 09.07. bis zum Morgen des 15.07. im Krankenhaus.
  Für Fußballfans: Vom Morgen nach der 7:1 Klatsche gegen Brasilien, bis zum Tag der Rückkehr der deutschen Edelkicker von Brasilien mit dem Weltpokal im Gepäck.
Am nächsten Tag, dem 16.07. nahm Bea wieder die Bestrahlungssitzungen auf, weil wir uns letztendlich doch davon überzeugen ließen, dass ihr Zusammenbruch nicht von Strahlungsschäden, sondern in `normalen` körperlichen Fehlfunktionen begründet lag. Sie waren ja auch mit `normalen` Behandlungsschritten zu beseitigen...
  Ehrlicherweise muss ich zugeben, dass dies so nicht genau stimmt. Ich hatte auch weiterhin ein großes Misstrauen gegen diesen Behandlungsweg. Aber eben eine noch größere Angst davor, für eine frühzeitige Rückkehr des Tumors, ein `Rezidiv` verantwortlich zu sein.

----

23 Bestrahlungstage verteilen sich bei 5 Sitzungen in der Woche auf nahezu einen ganzen Monat.
Die ersten zwei Wochen verliefen relativ problemfrei für Bea. Wir hatten von unserem Hausarzt eine Verschreibung für einen ganzen Karton von Klistier Einläufen, einen zweiten Karton Astronautennahrung und eine Umstellung auf Schmerzmittel bekommen, die weitgehend ohne Opiatanteil auskommt. Außerdem eine Überweisung zum HNO Arzt, wegen der schon bald wieder einsetzenden Schluckbeschwerden.

Unser Hausarzt ist ein lieber und engagierter Mann und auch ein guter Arzt für sein normales Tätigkeitsfeld.
Und des Öfteren hat er in meinem Beisein bei einem

Sachverhalt, der ihm nicht so vertraut war, erst einmal nachgelesen. Ich denke mal, in einem offiziellen Ärzteblatt. Aber jedenfalls kniet er sich zur Not auch mal rein.

Dennoch konnte auch er sich keinen Reim auf den Zusammenhang von Bestrahlung eines Lungenflügels und der prompt einsetzenden Zerstörung der Schleimhäute des Verdauungstraktes machen und schickte uns folglich zum Spezialisten. Die Informationen und besonders die Wertungen und Gewichtungen der offiziellen Verlautbarungen eines Ärzteblattes in Zweifel zu ziehen, wäre ihm eben nicht im Traum eingefallen...

Der junge HNO Arzt am Küchengarten benötigte nur einen kurzen Blick in den Rachen von Bea und sieht mich mit diesem typisch - fragenden Ausdruck an, der auf der ganzen Welt bedeutet:

`Bist du nur blöde, oder bist du ganz doof?`

Dann – nicht als Frage, sondern als Feststellung – „Strahlenbehandlung!"

„Ja, seit 2 Wochen"

„Nun, dann ist der Fall ja klar..." Er macht noch ein bisschen an ihr rum, schaut in die Nase, lässt sie husten, klopft hier und dort leicht auf den Rücken und verschreibt am Schluss sogar ein Mittelchen. Schließlich haben wir über eine Stunde im Wartezimmer gesessen, das soll wohl nicht ganz umsonst gewesen sein. Bei der Verabschiedung meint er noch trocken, wir hätten das Ganze auch am Telefon klären können.

So viel also zur Auffälligkeit und Erkennbarkeit von Symptomen der Be-und Verstrahlung für Ärzte, die mit diesem Thema beruflich zu tun haben...

Von daher war für mich dieser Termin beim HNO Arzt auch nicht überflüssig, sondern im Gegenteil von doppelter

Erkenntnis:

Aus irgend einem Grunde verteidigen die in das System der `offiziellen` Schulmedizin eingebundenen Onkologen und Ärzte die herrschende Praxis der Krebsbekämpfung gewissermaßen mit `Händen und Füssen`, bis über eine Grenze hinaus, von der ab eine Information durch Betonung, Gewichtung und Auslassen von Fakten und Argumenten zur Fehlinformation wird.

Wenn jedoch oftmals gegen die eigentlichen Erkenntnisse und inneren Überzeugungen argumentiert werden muss, dann ist das Ergebnis meistens, lieber gar nichts zu sagen und zu schweigen, oder im unumgänglichen Fall eine `schräge`, gequälte und manchmal lächerliche Argumentationslinie.

Ich hatte diesbezüglich bislang ja schon einiges erlebt, aber es sollte noch viel schlimmer kommen. Alles sollte noch schlimmer kommen.

Ab der dritten Woche nach der Neuaufnahme der Bestrahlung zeigen sich die ersten schwerwiegenderen Auswirkungen bei Beatriz. Jeden Tag ermüdet sie schneller auf unseren Spaziergängen und will nur noch kürzere Strecken mit längeren Pausen gehen.

Brechen und Übelkeit nehmen Dauerzüge an und es wird immer schwieriger, eine positive Balance bei der Nahrungsaufnahme zu finden. `Positiv` bedeutet, etwas mehr Nahrung zu sich zu nehmen, als dann wieder zu erbrechen. Nachdem sie eine Kleinigkeit gegessen hat, versuchen wir sie mit vereinten Kräften darin zu unterstützen, die nächste Brechattacke möglichst lange herauszuschieben.

Es ist schon ein verdammtes Drama mit ihrem Zustand, und ich rede ihr und mir ein, dass nach dem Ende der Bestrahlung die Körperzellen der Verdauungsorgane sich schnell wieder regenerieren.

So steht es ja schließlich in der `Patientenaufklärung` und auch auf weiteren Seiten des dKfz.

Aber lange kann es so nicht weitergehen...

Die Jungs haben Schulferien und Stefan fliegt nach Portugal, um die Mutter von Bea abzuholen.

Diese unglaubliche alte Dame hat alle Schrecken dieser Welt gesehen und zahllose familiäre Tragödien in zwei afrikanischen Kriegen erlebt. Sie ist nun 90 Jahre alt, mit mehr Haaren auf dem Kopf als Jimmy Carter, weniger Falten als Gisela May und weit mehr Verstand, als Georg H.W. Bush noch hat, oder überhaupt jemals sein eigen nennen konnte. Also körperlich immer noch fit und seelisch in einem kaum zu erschütternden Gleichgewicht.

Aber Bea ist ihre jüngste Tochter und zwischen den Beiden bestand ein lebenslanger Kontakt, der nie länger als drei/vier Tage ohne Austausch geblieben ist. Natürlich hat die Mutter irgendwie gespürt, dass Bea´s Erkrankung nicht so harmlos sein konnte, wie ihre Tochter ihr telefonisch einzureden versuchte. Nun wollte sie sich persönlich überzeugen.

Ab der 2ten Woche im August wird der Zustand meiner Frau immer kritischer. Am 11.08. brechen wir die Strahlenbehandlung nach 25 Sitzungen von 28 vorgesehenen Einheiten ab. Selbst die dortige Therapeutin und eiserne Strahlenapologetin sieht ein, dass es nicht mehr geht, nachdem Bea 2 mal im Behandlungsraum zusammengebrochen war.

Was natürlich nicht heißt, dass sie dies uns gegenüber auch zugibt:

„Die Behandlung lief genau nach den Vorgaben ab. Aber 25 Einheiten sollten auch reichen, da ja auch Unterbrechungen im Behandlungsablauf vorlagen. "

*In dem (vorgeschriebenen) Bericht an den Hausarzt, der mir nicht ausgehändigt wird (nein, der wird per Mail geschickt), steht es jedoch anders: 'Beatriz G. **Hat die Strahlentherapie schlecht vertragen'**. Natürlich lasse ich mir vom Hausarzt eine Kopie aushändigen.*

In den folgenden 10 Tagen hoffen wir verzweifelt, dass sich nun, nach dem Ende der Bestrahlung der Zustand von Bea verbessert. In der Theorie sollten sich doch die zerstörten Zellen von Speiseröhre, Magen und Verdauungsorganen nun zügig regenerieren.

Aber es ist vorbei, sie verliert zunehmend mehr an Kraft und Gewicht und liegt bereits weit unter 40 Kilo, als ich die Waage wegschließe, da Bea sowieso nicht mehr alleine auf ihr stehen kann.

Wir probieren alle Speisevarianten, von Astronautennahrung über selbst angefertigte Makro-Kraftnahrung aus einem trinkfertigen Potpourri von Datteln, Kokosmilch, Nüssen, Honig und Was-Weiß-Ich-Noch-Alles, westafrikanische Zauberspeisen, angolanische Suppen von Muttern und stinknormale Spagettis. Tapfer versucht Bea sich auch an allen diesen Angeboten, aber stets muss sie umgehend alles wieder erbrechen. Rien no va plus...

Umgeben von einer Vielzahl von Kraft- oder auch Lieblingsspeisen und dem Angebot etlicher helfender Hände wird sie zunehmend von Auszehrung dahingerafft.

Endgültige Wiedereinweisung

Nach einem weiteren Zusammenbruch in der Nacht zum 21ten August besorge ich am nächsten Morgen eine Überweisung ins Krankenhaus. Beatriz hat nun noch 4 Wochen zu leben.

Paul fährt Bea, die Mutter und mich ins Krankenhaus. Paul ist mein erwachsener Sohn, der für ein paar Tage mit seinem Kind aus München gekommen war, um Bea noch einmal zu sehen und um ihr eine Freude zu machen, denn sie ist vernarrt in seinen süßen Jungen.

Es geht wieder zur Notaufnahme in das Oststadtkrankenhaus, auch wenn der Hausarzt uns angeboten hat, sie in ein anderes Krankenhaus einzuweisen, weil das Heidehaus kurz vor der Auflösung steht und in 2 Wochen mit allen Abteilungen in das neue Siloah Krankenhaus umziehen wird.

Aber ich dachte mir, dass Bea trotz allem im Oststadt etwas bessere Chancen hat, da erstens sie selbst und ihre Geschichte dort bekannt ist, und zweitens... nun ja, von ärztlicher Seite dort wohl eine gewisse Verpflichtung besteht, ihr die bestmögliche Hilfe, Aufmerksamkeit und Aufklärung zu geben. Immerhin hat sie ja bisher die ärztlichen Vorgaben auf mein Anraten bis auf das I-Tüpfelchen befolgt, und nun...

Aber das war natürlich eine naive Illusion meinerseits. Krebsärzte sind abgehärtet und resistent gegen persönliche Anteilnahme. Und wahrscheinlich müssen sie das auch sein, bei ihrer täglichen Wanderung durch das menschliche Elend im Tal des Jammers und der Hoffnungslosigkeit. Sie müssen ja auch weiterhin so etwas wie Zuversicht, eine Prise Hoffnung – oder zumindest ärztliche Neutralität rüber bringen. Das geht nun mal nicht, wenn sie sich erlauben würden, zu oft und zu tief in verzweifelte Augenpaare zu schauen.

Das Chaos in der Notaufnahme war eher noch schlimmer, als 5 Wochen zuvor. Irgendwie war zu spüren, dass dieses Krankenhaus relativ kurz vor der Auflösung stand und verständlicherweise versuchte, Neuaufnahmen nach Möglichkeit zu verhindern.

Ich sage Paul, er solle besser mit der Oma nach Hause fahren, es ist sinnlos, dass wir uns zu dritt in dem Eingangsschlauch der Notaufnahme herumdrücken. Das kann hier noch gut dauern.

Ich selbst werde jedoch bleiben, bis Bea an dem Tropf künstlicher Ernährung hängt und ich mit dem Stationsarzt gesprochen habe.

3 Stunden später liegt sie endlich auf einer Station im 3ten Stock und als ich aus der Cafeteria im Erdgeschoss zurückkomme, wo ich kurz einen Durchhaltekaffee getrunken habe, hängt sie auch an der Nabelschnur der künstlichen Ernährung. Den Arzt kann ich jedoch an diesem Tage nicht mehr auftreiben.

Am nächsten Tag sind wir zu dritt im Heidehaus, Stefan, die Oma und ich. Paul musste zurück nach München, aber auch wir drei sollten es so einrichten können, dass sich ständig jemand im Zimmer aufhält und wir die Arztvisite nicht verpassen. Der muss sowieso kommen, denn bei Bea ist die Braunüle des Ernährungstropfs nachts aus der Vene gerutscht und so etwas dürfen die Schwestern wohl nicht alleine richten. Irgendwann kommt ein Arzt ins Zimmer. Ganz kurz, voller Hektik und quasi im Durch-rauschen greift er sich den Arm meiner Frau, klopft toc, toc, toc...toctoc, toctoc, toctoc mit einem Finger den Arm rauf und runter." ...da ist ja kaum eine Vene zu finden!" , und setzt die Nadel neu.

Bevor er wieder hinausstürmt versuche ich mit ihm zu reden, bin aber chancenlos: „keine Zeit, keine Zeit...sie sind der

Ehemann? Ich komme nach der Patientenübergabe noch einmal vorbei, dann habe ich etwas mehr Zeit für sie."

Um 14.00 Uhr ist normalerweise Schichtwechsel und Übergabe, aber es tut sich nichts. Eine Stunde später frage ich bei der Station Schwester nach, ob der Arzt überhaupt noch im Hause ist. - ja, er macht heute länger und hat Bescheid gesagt, dass er später auf jeden Fall noch vorbeischaut -

Und tatsächlich, um 16.30 Uhr ist er da und nimmt sich auch etwas Zeit für uns. Wir reden jedoch nur in allgemeinen Zügen.... was-wäre-wenn... gesetzt-den-Fall-das.... nehmen-wir-für-einen-Moment-einmal-an.....denn er hat noch keine Krankenakte von Bea erhalten/gelesen.

Und ohne diese Akte ist ein Patient eben nur ein `vermutlicher` Patient, gewissermaßen ein der Krankheit Verdächtiger ohne Titel. Und die Aussagen eines Angehörigen sind... aha, aha... ja, verstehe...wir werden sehen...natürlich keine ärztlich verwertbaren Angaben.

Einzig der schwache Puls und die schwer lokalisierbare Armvene sind ja nun Fakt. Er erklärt mir, dass für eine länger andauernde intravenöse Ernährung ein sogenannter `Port` gelegt werden müsse und beschreibt mir den dafür notwendigen (kleinen) operativen Eingriff.

Für Bea selbst ist auch ein kleiner operativer Eingriff delikat in ihrem Zustand, aber andererseits braucht sie Ernährung um wieder etwas zu Kräften zu kommen. Ich sage dem Arzt also „gut, ok, bitte veranlassen sie, dass morgen dieser Port gesetzt wird."

„ Jaaaaaa", meint er, „sprechen sie den Fall bitte dann mit dem zuständigen Arzt ab, ich bin ab morgen auf einer anderen Station". Na großartig.

Zuhause versuchen wir, Krankenbesuche und häusliche

69

Situation ein wenig mehr zu organisieren, um das Chaos des Zufalls und der Organisation in den Griff zu bekommen.

Unsere afrikanische Bekannte, ohne deren Hilfe es gar nicht möglich gewesen wäre, ein Minimum an Verpflegung und Hygiene im Haushalt aufrecht zu erhalten, will nun auch eine dauerhaftere Besuchspräsenz im Krankenhaus aufnehmen, um Bea etwas von ihrer großen Kraft und ihrem immensen Lebenswillen rüber zubringen. Jonathan und Kristofer wollen und sollen auch mehr Besuche einplanen, und die Oma fährt natürlich täglich mit ins Krankenhaus.

Der Bruder von Bea kommt auch für eine Weile aus Portugal und muss mit eingeplant werden und nur ich selbst oder Stefan können zur Not mit den Ärzten reden. Dies will alles organisiert werden, ebenso wie eine Koordination mit weiteren Besuchern, damit wir uns in dem Krankenzimmer nicht alle auf die Füße treten, denn Beatriz erhält auch sehr viel Besuch außerhalb des familiären Rahmens.

Ich persönlich halte eine derartige Besuchsfrequenz auch für normal und bin von Spanien oder Lateinamerika nichts Anderes gewöhnt. Außerdem handelt es sich bei Krebserkrankungen um eine elementare Lebensbedrohung für den Erkrankten.

Verwunderlich ist nur der Kontrast mit den dünnen oder gar vollständig fehlenden Besuchen bei den anderen Patienten. Erstaunlich, traurig und für mich schwer erklärlich...

Dabei bin ich doch selbst in dieser Ecke von Germanien groß geworden, was ist hier nur geschehen? Kinder sind nicht mehr up-to-date, Nachbarn anonym, alte Menschen out und alte Kranke ganz out. Die geballte Menschenliebe scheint sich auf Hund und Katze zu konzentrieren, oder sich bei Facebook und Twitter zu verlieren.

Diese Schlussfolgerungen sind natürlich etwas pauschal und

unfair, das ist mir wohl bewusst. Es herrscht in Deutschland ein beruflicher Stress und ein Druck, der unendlich größer ist, als in Lateinamerika und kaum Raum für familiäre Probleme lässt, die etwas außerhalb des engen Rahmens der eigenen Kleinfamilie liegen. Betriebe, Behörden und Chefs kennen keine Gnade, wenn es um Arbeitseffektivität und berufliche Beeinträchtigung und Fehlverhalten geht, schon klar.
Aber dennoch...

Die neue Stationsärztin ist blond, klein, quirlig und ehrlich bemüht. Sie organisiert eine Ernährungsspezialistin und auch eine Bewegungstherapeutin für meine Dame. Die Ernährungsfachfrau bespricht mehrmals mit mir mögliche Speisevarianten, mit denen wir versuchen könnten, Bea wieder ein wenig mehr auf Normalernährung zu bekommen. Aber es klappt nicht, das Dickicht der Bestellstafette ist zu dicht und kompliziert, ich schrieb es Anfangs ja schon. Macht nichts, wir bringen meiner Frau jetzt halt täglich einige ausgewählte Speisen mit.

Die Bewegungstherapeutin ist eine Lusche. Kaum motiviert kommt sie (oder kommt sie nicht) wann und wie sie will und wackelt, eins, zwei....eins, zwei, ein wenig mit den Händen, wobei sie aus dem Fenster schaut und den Patienten nicht einmal ansieht. Macht auch nichts, das kann ich selber eine Ecke besser.

Die Ärztin hat es auf jeden Fall irgendwie hinbekommen, dass ein direkter Venenzugang eingerichtet wurde. Ich hatte diese Kleinstoperation gar nicht mitbekommen und es ist auch nicht so ein Port, wie er von dem Husch-und-weg-Arzt vorgeschlagen wurde, aber dieser Zugang erfüllt offensichtlich den gleichen Zweck.

Eine Woche lang, also vom 21.08 bis zum 27.08. bleibt der

körperliche Zustand von Bea mehr oder weniger gleich, allerdings mit leichter Tendenz zur Verschlechterung. Wir müssen sie möglichst bald wieder ein Stück weit auf Normalernährung und zu mehr Bewegung bekommen. Am Abend besprechen wir die Möglichkeiten, die uns nun noch verblieben sind. Morgen, wenn auch der Bruder von Bea angekommen ist und wir vollzählig sind, wollen wir einen Aktionsplan aufstellen.

Metastasen

Am 28.08. bin ich bereits vormittags mit Jonathan und der Mutter im Heidehaus, während Stefan zum Flughafen gefahren ist, um seinen Onkel abzuholen. Ich hatte mit Bea ein paar leichte therapeutische Übungen zur Stärkung der Bein- und Bauchmuskulatur durchgeführt und massiere gerade ihre Füße, als eine Arztvisite in das Zimmer kommt. Es ist die erste morgendliche Arztvisite, die ich in all den Tagen erlebe, vielleicht kommen die immer vor meinen Besuchen. Oder sie kommen nur sporadisch, was weiß ich...

Ich erkenne nur die kleine Blonde, aber da spricht mich ein älterer Arzt an:

„Ich bin der Oberarzt. Sie sind Herr Gouveia?"

„Nein, aber dies ist meine Frau, ja"

„Ich muss ihnen mitteilen, dass wir auf der letzten CT bei ihrer Frau Metastasen im Gehirn erkannt haben."

Ich begreife nicht richtig...

„ Das kann nicht sein! Ich habe doch mit den Ärzten geredet - da war nichts zu erkennen. Da waren keine Metastasen!"

„Wir haben heute morgen eine neue CT des Kopfes gemacht und jetzt sieht das anders aus."

*Ich bin völlig überrascht und kann das Alles nicht richtig einordnen. Ich brauche Zeit zum Denken, meine geistige Frische und schnelle Reaktion haben sowieso beträchtlich gelitten in den letzten Monaten. Ich frage, eigentlich mehr um Zeit zu gewinnen: **„Kann ich bitte die CT sehen?"***

Der Herr Oberarzt ist leicht indigniert bei soviel Zweifel an seinen Aussagen und gibt mir jetzt kurzen und endgültigen Bescheid:

„Ihre Frau ist nun nicht mehr `kurativ`, sondern `palliativ`.

73

Tut mir leid, so ist es halt, bitte akzeptieren sie das. Eine Kopie der CT können sie bekommen, wenn der Krankenhausaufenthalt beendet ist," *und wendet sich der anderen Patientin im Zimmer zu.*

Die Stationsärztin bemerkt meine Verzweiflung, denn sicherlich ist mir die totale Verwirrung ins Gesicht geschrieben. Sie bleibt noch einige Minuten und gibt mir mehr Informationen:

"Metastasen im Kleinhirn. Ich weiß, dass bei der letzten Kernspin nichts zu erkennen war. Aber jetzt haben wir sogar etwas auf einer CT entdeckt, und da sind Gehirnstrukturen viel schwieriger zu erkennen. So etwas kann manchmal ganz plötzlich kommen."

Ich weiß eigentlich gar nicht, was das konkret für Bea bedeutet, aber diese Ankündigung legt sich wie eine finstere dunkle Wolke über das Zimmer, über meine Gedanken und über die Zukunft. Ich frage unwillkürlich:

"Wie lange? Wie lange hat meine Frau noch?"
"Das kann man im Einzelfall nicht sagen."
"Bitte geben sie mir eine Orientierung. Von welchem Zeitraum reden wir? Ungefähr, bitte..."
"Nicht mehr Jahre, ganz bestimmt nicht. Vielleicht nicht mal mehr Monate. Genauer kann ich das nicht sagen".

Alles kommt für mich ins Schwimmen und ich bin voller Unsicherheit und Misstrauen. Obwohl-irgendwo im Hinterkopf habe ich schon den Gedanken, dass da wirklich etwas im Kleinhirn passiert sein könnte. Beatriz hat in letzter Zeit einseitige Fehlfunktionen gezeigt, ein Bein, ein Auge, ein Arm -und alles auf der gleichen Seite.

Vor vielen Jahren habe ich einmal bei der Rehabilitation eines Freundes mitgeholfen, der bei einem Autounfall aus dem

Wagen geschleudert wurde und mit dem Hinterkopf auf den Bordstein geknallt ist. Da war dann auch eine Seite des Kleinhirns paralysiert oder beeinträchtigt, und er hatte jahrelang einseitige Fehlfunktionen. Bein, Arm, Auge, das kam mir jetzt wieder bekannt vor.

Jedoch alles ist schwammig, und da war irgendwie noch etwas...

Ich werde förmlich, denn ich muss mich jetzt konzentrieren: „Bitte Frau Doktor, das ist alles möglich. Es kommt so furchtbar plötzlich für mich, aber..."

„Ich verstehe sie sehr gut, es ist nicht leicht"

„Nein bitte, lassen sie mich ausreden! Es gibt eine Sache, die nicht in diese Entwicklung, also diese Erklärungen rein passt. Die letzte Kernspin Untersuchung des Kopfes wurde gemacht, nachdem meine Frau einen Zusammenbruch hatte, der genauso aussah, wie der vor einer Woche.

Auch damals musste sie eingeliefert werden, weil sie keine Nahrung mehr bei sich behalten konnte. Und damals hatte sie nachweislich keine Metastasen im Gehirn!"

Die Ärztin versteht meinen Einwand sehr wohl und gibt mir eine Antwort, die ich in ihrer ganzen Tragweite erst später verstehe: „Manchmal gibt es nicht nur einen Grund für ein bestimmtes Phänomen. Glauben sie mir, gerade bei dieser Art der Erkrankung kommt es häufig vor, dass mehrere Fehlfunktionen gleichzeitig auf den Kranken einwirken, wobei jede Einzelne schon die gleiche Reaktion auslösen würde, wie beide zusammen. Das ist gar nicht einmal so selten."

Ich habe noch tausend weitere Fragen. Und die Hunderttausend-Dollar-Frage, die sich seit dieser knappen Ankündigung des Oberarztes bei mir so langsam im Bewusstsein formt, lautet:

***Wie zum Teufel können sich plötzlich und explosiv Meta-
stasen ausbreiten, wenn doch der Primärtumor schon vor 4
Monaten herausgeschnitten und Beatriz als `tumorfrei`
eingestuft wurde?***

*Aber die Doktorin ist schon dem Visitetroß hinterher geeilt.
Plötzlich wird mir die absurde Tragik der Situation
schmerzhaft bewusst:*

*Hier im selben Zimmer, zwei Meter von mir entfernt liegt
Beatriz und zu ihrer Seite sitzen ihre Mutter und unser
gemeinsamer Sohn. Ich weiß nicht, was sie von dieser Situation
mitbekommen haben, wie viel sie verstanden oder auch nur
erahnt haben. Aber alle sehen mich nun an und erwarten
Aufklärung.*

Bei allen Göttern, was soll ich bloß sagen?

***Ich kann doch hier nicht einfach raus platzen: `tut mir leid
Bea, ich habe mich geirrt. Alle haben sich geirrt, aber die
Ärzte sagen, dass du jetzt demnächst sterben musst...`***

*Aber gar nichts sagen geht auch nicht, weil mir der Schock so
offensichtlich ins Gesicht geschrieben steht und ich flüchte mit
einem „Moment, ich bin gleich wieder da" aus dem Zimmer.*

*Ich rufe Stefan an, vielleicht kann er ja mit dem Onkel gleich
vom Flughafen hierher kommen.*

*Das würde mir die Möglichkeit geben, erst einmal nach Hause
zu düsen, mich zu sammeln und im Internet zunächst einmal
checken, was Gehirnmetastasen in dieser Situation nun real
bedeuten.*

*Und was bedeutet eigentlich `palliativ` genau? Welche
Konsequenzen bringt dieser Zustand für Beatriz mit sich?*

Aber die Beiden sind schon auf dem Weg nach unserem

Zuhause. Der Bruder von Bea will erst einmal seine Sachen unterstellen, duschen und eine Kleinigkeit essen. Danach wollen sie ins Krankenhaus kommen.

Ich kann diese Entscheidung auch nicht telefonisch umbiegen. Ich weiß nicht, wie ich dies so über das Handy begründen sollte. Dann ist auch noch die Verständigung saumäßig, die sind wohl gerade in der U-Bahn untertage, und wenn ich mir vorstelle, ich müsse die Neuheiten auch noch hinaus brüllen und und zehnmal wiederholen...

Also gehe ich wieder in das Krankenzimmer. Da wartet schon eine weitere Dame im weißen Kittel auf mich, die ich auch noch nie gesehen habe. Sie hat eine dicke Akte unter dem Arm.

„Sie sind der Ehemann von Frau - Moment - G OU V E I A?"
„Ja"
„Sprechen sie deutsch?"
„Ja, ein wenig"
„Ich meine, verstehen sie mich?"
„Ja doch, ich verstehe gut."
„Ich bin die neue Stationsärztin. Also, ihre Frau hat ja die Chemotherapie nicht gut vertragen, und nun..."
„Nein, das stimmt nicht, wie kommen sie darauf?"
Sie klopft mehrmals auf die Mappe: „Nach der Aktenlage, hier - nach Aktenlage"
Ich sage „Beatriz hat gar keine Chemotherapie bekommen, sie war nur bei der Bestrahlung"

Die Ärztin bleibt völlig unbeeindruckt. Die hat die Akten offensichtlich gar nicht gelesen und blättert auch jetzt nicht nach.

„Also, haben sie sich denn nun etwas überlegt?"
„Ich verstehe nicht was sie meinen, was soll ich überlegt

haben?"

„Nun ja, ihre Frau ist ja nun nicht mehr `kurativ`, sondern `palliativ`. In diesem Fall ist eine Belegdauer im Krankenhaus im Prinzip auf drei Tage limitiert."

Jetzt verstehe ich, die will uns hier loswerden....

„Hören sie, ich habe gerade eben von dieser neuen Wendung der Dinge erfahren. Vor 20 Minuten. Ich weiß noch gar nicht, wie ich darüber denken soll."

„Ja ist gut, bitte sagen sie mir möglichst bald Bescheid."

Diese personifizierte Taktlosigkeit ist nun nicht das Maß der Dinge und auch kein Prototyp eines Arztes hier. Die ist schon noch einen Zacken schärfer und etwas Besonderes:

Als ich zwei Tage später einmal plötzlich in das Krankenzimmer komme, platze ich gerade in eine Szene, in welcher die Frau Doktor den Bruder und die Mutter meiner Frau abkanzelt.

Die beiden hatten versucht, Beatriz ein wenig von dem mitgebrachten Spezialessen einzuflößen, um sie wieder etwas näher an `normale` Nahrungsaufnahme hinzuführen. Schließlich war dies die allerletzte Chance, Bea eventuell wieder zuhause pflegen zu können.

Die Ärztin bafft also nun die Beiden an, dass sie gefälligst solcherart Verköstigung mit den Ärzten zu koordinieren hätten, damit während der Speisung die intravenöse Ernährung abgestellt wird. Beides zusammen geht auf gar keinen Fall, das ist gaaanz, gaaanz gefäääährlich!!!

Die Oma hat vor Schreck den Löffel fallen lassen und der Bruder versucht in portugiesisch/spanisch und mit Händen und Füssen zu erklären, dass dieses Essen nicht im Krankenhaus geklaut, sondern von zu Hause mitgebracht worden ist.

Das Fettnäpfchen als Lebenselixier, es gibt so Leute.

Diese Dame wäre wohl auf jedem Posten fatal. Wenn die - sagen wir mal - Tierärztin im Solde des niedersächsischen Bauernverbandes geworden wäre, dann könnte ich mir gut vorstellen, dass die schreckhaften Legehennen reihenweise tot von der Stange fallen, wenn die Frau Doktor bei einer offiziellen Visite im Schlepptau des Anhangs durch die Mastfabriken stolziert und den legefaulen Hühnern die Leviten liest.

Aber zum Glück für die Landwirtschaft hat sie sich ja der Humanmedizin verschrieben.

Jedoch auch die guten und sensiblen Ärzte der Krebsbehandlung sind leider selten aus dem Holz, aus dem die Helden der vielen Arztromane geschnitzt werden.

Die kleine blonde Ärztin fühlt sich nun auch nicht mehr zuständig, dreht mir den Rücken zu und reagiert nicht mehr auf Zurufe, obwohl ich sie da die ganze Zeit in Reichweite im Schwesternzimmer hantieren sehe.

Dabei wollte ich von ihr doch nur wissen, wo ich den Kontaktmann für Pflegehilfen und Dienste erreichen kann, der hier irgendwo im Krankenhaus stationiert sein muss. Das Stationsmonster vom Dienst kann ich ja wohl schlecht fragen.

Letzten Endes gibt es in dem Krankenhaus sogar zwei Anlaufstellen für Information und Hilfestellung zum Antrag von Pflegediensten oder gar einer Unterbringung in einem sogenannten `Hospiz` für palliative Fälle, was mir allerdings verdammt nach `Sterbeheim` klingt.

Ich rede mit Vertretern beider Stellen und erhalte eine Menge Informationsmaterial.

Anträge zur Pflegehilfe zum Einreichen bei der Krankenkasse

(beantragen sie gleich eine höhere Pflegehilfe – die Basishilfe nützt ihnen gar nichts), gradwandernde Broschüren für den Angehörigen des Erkrankten (um ihn mit dem Gedanken an den Tod vertraut zu machen), Informationen über private Pflegedienste und wunderschöne Werbeprospekte für einen Zeit - begrenzten Aufenthalt in einem Hospiz im Grünen.

Dieses Krankenhaus schließt in ein paar Tagen seine Tore und zieht um, wir haben das Monster im Nacken und müssen schnellstens eine Lösung für die Unterbringung von Beatriz finden, wo auch eine – zu mindestens zeitweise – intravenöse Ernährung gesichert ist. Und jeder Schritt, jede Anfrage, jede Information tut mir in der Seele weh, denn es geht nun eventuell nur noch um würdevolles Sterben und nicht mehr um Heilung, wie noch vor wenigen Tagen.

Und nun stellt es sich auch heraus, dass die Frage des `Portzuganges` plötzlich wichtig wird, denn mit dem direkten Venenzugang, wie er zur Zeit vorliegt, kann (oder will) kein Pflegedienst operieren, selbst wenn er an eine Connection für ambulante Ärzte angebunden ist.

Ich rufe eine ganz liebe alte Freundin an, dessen Vater Arzt gewesen ist, und die schon einmal vor einer ähnlichen Pflegeproblematik gestanden hat. In zwei langen Telefonaten erkläre ich die Situation und bitte sie um Hilfe. Und schnell muss es gehen. Wir verabreden uns für ein Date in zwei Tagen. Endlich wieder einmal in normaler Umgebung mit einem normalen Menschen reden...

Vorher jedoch bekomme ich eine neue Alarmmeldung. Beatriz soll noch einmal Bestrahlung bekommen, diesmal im Bereichs des Kleinhirns. Ein junger Assistenzarzt sucht mich auf und verkündet mir die Neuigkeit: „wir wissen, dass sie kategorisch jede weitere Bestrahlung bei ihrer Frau ablehnen. Aber bitte bedenken sie, dass ein durch Metastasen ausgelöstes Gehirnödem einen verhängnisvollen Druck auf das Gehirn ausüben kann und wird. Dies hätte Konsequenzen schwersten Grades für ihre Frau."

Ich bitte mir bis zum Nachmittag Bedenkzeit für eine Einwilligung aus, denn ich muss unbedingt an meinen PC und mich selber schlau machen. Eigenartigerweise habe ich kein so absolutes Vertrauen mehr in ärztliche Aussagen.

Am späten Nachmittag bin ich wieder zurück im Heidehaus. In der Tat könnte die Situation für Beatriz noch einmal sehr viel schwerwiegender werden, falls sich ein Druck auf das Kleinhirn entwickelt. Arme Bea, dir bleibt auch rein gar nichts erspart.

Mit einem ganz flauen Gefühl im Bauch will ich also trotz aller grundsätzlichen Bedenken meine Zustimmung zu einer erneuten Bestrahlung geben, treffe jedoch gar keinen Entscheidungsträger mehr im Krankenhaus an. Der Transport zur Rundestrasse ist sowieso schon für den nächsten Tag um 9.00 Uhr geplant.

Am nächsten Morgen bin ich schon um 8.30 im Krankenhaus, denn ich wollte vor der Fahrt noch mit Beatriz reden, aber ich erwische den Krankenwagen des Malteser Hilfsdienst gerade noch bei der Abfahrt und schwinge mich auf den hinteren Begleitsitz. Die haben da entweder einen Frühstart hingelegt, oder meine gestrige Information war nicht korrekt.

Ist nun egal, ich habe es ja noch geschafft. Aber ich frage mich natürlich, wie die ohne mich eine Patienteninformation ab – halten und ein Einverständnis zur Bestrahlung er-halten wollten. Offensichtlich kommt es nicht mehr auf solche Form-alitäten an. The final Showdown must go on...

Die strahlende Spezialistin bekomme ich gar nicht zu Gesicht, hatte ich auch irgendwie so vermutet. Statt dessen empfängt uns ein mir unbekannter, dynamischer junger Arzt mit kurzen blonden Haaren, hellen blonden Augenbrauen und krebsrotem Gesicht.

Also wenn der nicht gerade direktemang aus dem Urlaub gekommen ist, von dem er einen totalen Sonnenbrand mitgebracht hat, dann ist dieser Therapeut selbst ganz schön heftig verstrahlt.

Einen Sonnenbrand dieser Gütemarke erhält man übrigens nicht in Spanien und nicht einmal in Nordafrika. Da muss man schon bis `down under`, also bis Australien fliegen, um das für solch eine Verbrennung notwendige Ozonloch zu erwischen. Billiger ist das nicht zu haben. War also doch wohl eher eine hausgemachte Ionisierung.

Er bittet mich, Bea (die ja immer noch angeschnallt auf ihrem Bett liegt) und den Malteser Hilfsdiener (der das rollende Krankenbett geschickt bugsiert) in sein kleines Büro, wo wir jetzt irgendwie zwischen Tür und Angel eine Patientenbelehrung erhalten.

„Ohne Bestrahlung des Kleinhirns könnte es bei ihrer Frau zu einem solchermaßen erhöhtem Gehirndruck kommen, dass Epilepsie, spastische Lähmungen und noch sehr viel - `UHIJUHIJUHIJUII` - Schlimmeres zu erwarten ist."

Bei meinen Internetstudien gestern bin ich ebenfalls auf Epilepsie und spastische Lähmungen gestoßen, deshalb sind wir ja jetzt allen Bedenken zum Trotz hier. Den UHIJUHIJUHII- Faktor habe ich allerdings nicht verstanden, aber es reicht ja leider auch so schon.

„Die Bestrahlung des Kopfes ist relativ ungefährlich" meint der Arzt noch, „es könnte höchstens in der Endphase zum

Ausfall der Haare kommen."
Aber sicher doch. Ich vermute einmal, der hat schon lange nicht mehr in einen Spiegel geschaut...

Für meine Frau wird noch eine `Gesichtsmaske` zur Fixierung angefertigt, und wir fahren zurück.
Bea, Bea, dass ich dir auch gar nichts von alledem ersparen konnte!

Übergens habe ich nicht nach dem Namen des Arztes gefragt. Es ging heute ja auch nur um Patientenbelehrung.

Aber nun, beim Dokumentieren des Geschehenen hätte ich doch schon gerne gewusst mit wem ich es damals zu tun hatte. Dann würde ich nämlich ab und an in das `Ehrenbuch der Radiologen` schauen, ob sein Name inzwischen auf der Ehrenliste bekannter Radiologen wie Friedrich Clausen, Mihran Kassabian, Marie Curie und vieler, vieler anderer aufgelistet ist, die ihr Leben zum Ruhm der Wissenschaft einst ausgestrahlt haben.
In einer Randnotiz taucht in dem Buch der Ehre gar ein Hinweis auf tausende begeisterter Benutzer der Zahnpasta `Doramad` auf, die seinerzeit mittels des Zusatzes von Thorium durch ein strahlendes Lächeln bezaubern konnten.

Im Heidehaus hat Beatriz inzwischen eine neue Belegung für das Zweitbett in ihrem Zimmer erhalten. Diese Patientin von 59 Jahren ist beinahe ebenso klein, dürr und geschwächt wie Bea, aber sie kann sich noch alleine aufsetzen und sich auf das Stuhllokus drehen, wenn es direkt vor dem Bett steht. Mit Hilfe eines Rollis könnte sie es eventuell wohl sogar bis in die Waschecke schaffen, aber Rollis gibt es hier leider nicht.

Immerhin kann sie alleine essen, sich bemerkbar machen, ein
Buch lesen und ihre Geschichte erzählen:

Diese Frau hat lange Jahre in Afrika gelebt und gearbeitet, wo
sie für eine dänische humanitäre Afrikahilfe Recherchen
getätigt und Reportagen geschrieben hat. Deshalb ist sie auch
durch eine dänische Krankenkasse abgedeckt und erhält ihre
Rente aus Dänemark, zwei Absicherungen, die sehr viel solider
und großzügiger ausfallen, als das entsprechende deutsche
Pendant.

Natürlich nützt ihr dies nicht gerade viel, wenn sie sich nun in
Deutschland von einem Krankenhausaufenthalt zum Nächsten
schleppt, aber es senkt ihre persönliche `Protestschwelle`, da
sie ja weiß, dass ihre Krankenkasse ihre Betreuung höher
vergütet, als eine deutsche Kasse.

Sie besteht also auf der und der Betreuung, dem und dem
Essenszusatz und dem und dem ärztlichen Eingriff und Check.
Und sie ist geübt darin, zu beobachten, analysieren und zu
begreifen.

**In einem Alter von 50, also vor nunmehr 9 Jahren wurde
bei dieser Frau Brustkrebs festgestellt und nach dem
bekannten Schema behandelt. Also Operation und danach
Bestrahlung.**

Jedoch aus irgendeinem (mir) unbekannten Grund keine
Chemotherapie. Dies ist für mich das erste Mal, dass ich eine
Parallelbehandlung zu derjenigen meiner Frau kennenlernte,
und ich rede oft und lange mit ihr, um Einzelheiten ihres
Krankheits- und Genesungsverlauf zu erfahren.

- Wobei das Wort `Genesung` in ihrem Fall etwas deplatziert
wirkt, aber nach den offiziellen Krebsstatistiken des
Kochinstituts gilt sie seit 4 Jahren als geheilt.

Sie hatte über ein volles Jahr mit den unmittelbaren

Strahlenschäden zu kämpfen. Essen, Erbrechen, Zusammenbruch, künstliche Ernährung im Krankenhaus und danach der gleiche Kreislauf wieder von vorne. Das kommt mir verdächtig bekannt vor.

Aber auch nach diesem Jahr hatte die Frau weiterhin ein anhaltend schwaches Immunsystem und eine Lunge mit Strahlenschäden, die nie mehr geheilt werden. Diese ehemalige Sportlerin, Nichtraucherin, Antialkoholikerin und anti-alles-irgendwie-Ungesunde lebt nun mit einer Lungenkapazität von 30%, Immunstärke von ein paar Restprozenten und mit abnehmender Körperstärke, `geheilt` aber todunglücklich und stets am Limit des endgültigen Abgrundes.

Diese Dauerpatientin liegt also nun mit Beatriz während der Restzeit im Heidehaus in einem Raum, und die Beiden finden sich auch nach dem Umzug des gesamten Klinikums in das neue Siloah
Krankenhaus in einem Zimmer wieder.
Den Umzug und die Unterbringung in das Siloah hatte für Beatriz übrigens eine Mitarbeiterin des Dienstes `Psychoonkologische Beratung für Patienten und deren Angehörige` organisiert und geregelt. Diese Sozialpädagogin bei dem Dienst mit einem Namen zum Weglaufen war in der Tat die Einzige, die echtes Interesse an dem Schicksal von Beatriz aufbrachte und eigene Initiativen startete, um etwas zu bewegen. Manchmal blühen die prächtigsten Blumen in den verborgensten Winkeln.

Endlich habe ich mein `Meeting` mit der lieben alten Freundin aus den längst vergangenen Tagen des Straßenkampfes, des

Lebens in Kommunen, des für-einander-Einstehens, der ehrlichen Worte und der großen Träume. Sie ist nicht nur feinfühlig, lieb und hilfsbereit wie ehedem, sondern inzwischen auch ein gutes Stück weise geworden.

Sie hat bei dem Hausarzt ihrer Familie nachgefragt, ob er eventuell bereit wäre auch für uns ärztliche Pflegebereitschaft mit Hausbesuchen zu verbinden, wie er es in ihrem familiären Pflegefall gemacht hat. Ihr Hausarzt lehnt diese Funktion jedoch wegen Überbelastung ab, und es wäre in der Tat für einen Privatarzt äußerst schwierig, quer durch die Stadt einen 24-Stunden-Notarzt-Service aufrecht zu erhalten.

Sie gibt mir detaillierte Informationen von den Möglichkeiten und Grenzen der Unterstützung durch die privaten Pflegedienste und klärt mich über Sinn und Funktionsweisen eines `Hospiz` auf.

Und sie sagt mir noch etwas:

„Denk auch einmal an eure drei Jungs. Die sind noch relativ neu hier in Deutschland, immer noch mit Sprach- und Integrationsproblemen, noch immer ohne eigenständige, feste Beziehungen außerhalb eures Familienrahmens.

Für sie ist es auch so schon schlimm genug, ihre Mutter zu verlieren und ihren Vater diese ganzen schweren letzten Monate praktisch kaum zu sehen. Wenn sie jetzt auch noch die Mutter als Schwerstpflegefall in ihrem Zuhause haben, und vielleicht miterleben und mit ansehen müssen, wie ihre Mutter in genau diesem Zuhause stirbt, wie denkst du, können sie danach dort weiterleben?

Du läufst Gefahr, deine ganze Familie zu verlieren!"

Es ist hart, aber sie hat natürlich absolut Recht. Ich habe meine Jungs gerade in der Epoche vernachlässigt, als sie mich am Meisten gebraucht hätten. Ich habe mich verhärtet gegen alles und jeden und bin Worten und Erklärungen gegenüber derart misstrauisch geworden, dass ich nicht mehr unterscheiden konnte, von wem und mit welcher Absicht mir etwas gesagt und erläutert wurde...

Und während dieses Gesprächs an einem lauen Sommerabend auf einer belebten öffentlichen Terrasse sitze ich frierend im Mantel da und mir fließen zum ersten Mal seit undenklichen Zeiten die Tränen, weil aller Krampf und alle Stärke von mir abfällt.

Ein heulender Mann in meinem Alter ist wahrlich ein lächerlicher und peinlicher Anblick, auch wenn kein ´huhuhu` und kein Schluchzen dabei ist, sondern nur stille Tränen fließen.

Aber ich konnte es auch nicht verhindern, weil sich irgendwie ein Riss bis auf den Grund meiner Ur-Gefühle auftat, der alle, über Jahre und Jahrzehnte aufgebauten Schutzpanzerungen aufgerissen hat. Wenn es denn eine Seele gibt, dann lag sie bei mir nun offen und verletzlich dar.

Meine so erfahrene und vorausschauende Lebensfreundin hatte wahrhaftig ein ganzes Paket Taschentücher mitgebracht. Und weil sie wissen konnte was geschehen wird, weiß ich nun auch, dass ich bis zum Ende dieser Geschichte heulen und verzweifel werde.

Aber ebenfalls weiß ich, dass sich alle Risse schließen und alle Gefühle verhärten werden.

Dann werde auch ich, ebenso wie ein Großteil der heutigen Deutschen, meine innersten Gefühle fest verschlossen halten und nach außen als netter und höflicher Gefühlszombie auftreten, um emotional in dem Land meiner Väter überleben zu können.

Tod mit Ansage

Am Sonnabend den 07.09. und Sonntag den 08.09. zieht das gesamte Oststadtkrankenhaus in das neue Siloah um. Während des direkten Umzugs und der anschließenden Re-Organisation des Betriebes sind natürlich keine Besuche möglich, und so bringe ich mit Stefan den Bruder von Beatriz zum Flughafen, denn er hatte nur die paar Tage Urlaub. Die Mutter bleibt bei uns, auch wenn sie dabei riskiert, alleine nach Portugal zurück fliegen zu müssen, da ja nun demnächst die Schulferien hier vorbei sind.

Die ersten drei Tage kommt Beatriz zusammen mit ihrer letzten Leidensgefährtin aus dem Heidehaus in ein Krankenzimmer in der 2ten Etage, an der `Pallitativstation` im Erdgeschoss wird noch gewerkelt und letzte Hand angelegt. Am 10ten September wird sie auf diese Station des Siloah verlegt. Noch ahnt niemand von uns, dass es bereits die letzten 8 Tage in ihrem Lebens sein werden.

Das neue Krankenhaus hat natürlich eine grundlegend modernere Ausstattung als jenes, aus einem Behelfskrankenhaus von 1959 hervorgegangene Klinikum Oststadt -Heidehaus.

Aber diese Spezialabteilung ist mit ihrer komfortablen Funktionalität und gediegenen Ausstrahlung noch einmal eine Welt für sich, die besonders bei Besuchern eine Atmosphäre wie in einem `Ruhehotel` (Calmhotel) für die gehobene Mittelklasse erzeugt.

Auch das Personal hier ist jederzeit ansprechbar und bemüht sich unverzüglich, einer Anregung oder einem Wunsch nachzukommen. Hier wird sich Zeit genommen und zugehört.

Von dem Personal, den Schwestern, dem Pfleger und den (nur

zeitweise anwesenden) Ärzten geht eine Ruhe aus, die in dem üblichen Krankenhausbetrieb gänzlich unbekannt ist. Obwohl natürlich Ärzte die Entscheidungsträger in jedem Krankenhaus sind, ist der eigentliche Organisator der Station ohne Zweifel der allgegenwärtige und omnipotente Pfleger.

Von den insgesamt neun Doppelzimmer hier sind bislang nur etwa die Hälfte belegt und auch nicht `doppelt`, sondern jeweils nur mit einem Patienten. Das ganze Krankenhaus ist ja auch neu und diese Station erst seit wenigen Tagen eröffnet. Von daher ist zu erwarten, dass sich die Belegzahlen bald erhöhen werden.

Oder - vielleicht auch nicht?

Am dritten Tag stellt sich ein neuer Stationsarzt vor. Er geleitet mich in das große Besuchszimmer mit der geschmackvollen Einrichtung und der dezenten Begleitmusik im Hintergrund. Hier unterhalten wir uns über den Krankheitsverlauf und den aktuellen Zustand meiner Frau. Sozusagen ein `Gespräch unter Männern`, wie es in den längst vergangenen Zeiten des Patriarchats so üblich und so beliebt gewesen ist.

*Der Arzt ist durchaus verständig und unterstützt mich sogar manchmal in meiner Kritik – nein, mehr - Verzweiflung über den bisherigen Behandlungsverlauf und das brutale Informationsverhalten der Ärzte und versucht mir an einigen Stellen Erklärungen zu geben. Und wie er mir gerade an Hand einer gekonnten Demonstration mit einem Kugelschreiber die Größe von Krebszellen bildlich macht: „und dieser Punkt ist schon so groß wie dreihundert Krebszellen", fragt er mich mitten im Satz und in gleicher Stimmlage, gewissermaßen `en pasant`: **„was halten sie davon, wenn wir bei ihrer Frau einmal ein, zwei Tage die künstliche Ernährung absetzen?**

Sie müssen bedenken, dass wir mit der intravenösen Ernährung auch den Krebs ernähren, und vielleicht bekommt ihre Frau ja auch mal wieder richtig Appetit auf einen Apfel oder auf ein Eis!"

„Wie bitte?"

Aber er hat schon das Thema gewechselt und erklärt mir wieder ganz logisch und fürsorglich, dass demnächst bei Beatriz eine Röntgenaufnahme der Lunge gemacht werden sollte, um festzustellen, ob sich in der Lunge etwa Wasser angesammelt habe. Das Thema Ernährung wird nicht wieder erwähnt und am Ende dieses längeren Gesprächs bin ich mir gar nicht mehr so ganz sicher, ob der Arzt mir wirklich vorgeschlagen hat, die lebenserhaltenden Funktionen abzuschalten, oder ob ich mir das nur eingebildet habe.

Aber es war keine Einbildung. Weitere drei Tage später sitze ich mit dem Arzt und dem Pfleger zusammen und diesmal kommt ziemlich schnell, klar und deutlich das Thema der Aussetzung oder (vorläufigen) Abschaltung der intravenösen Ernährung zur Sprache. Und wieder fällt dieses absurde Argument, dass ja auch die Krebszellen mit ernährt werden.

Wenn der Arzt nun gesagt hätte, dass er die Situation als völlig hoffnungslos einschätzt und er meiner Frau, meiner Familie und mir selbst unnötiges Leiden und Schmerzen ersparen wolle, - was im übrigen auch durchaus sein Hauptmotiv gewesen sein kann - dann hätten wir reden können. Ich hätte ihm für seine Worte gedankt und geantwortet, dass es für mich nicht in Frage kommt Bea aufzugeben, solange auch nur eine winzige Restchance auf Besserung besteht.

Schon einmal hatte es ja eine ähnliche Situation im Verlauf dieser Krankheit gegeben und dieses Mal wäre ich besser vorbereitet gewesen, falls es noch einmal eine Chance für sie geben würde.

Ich hatte schon vor einer Woche den getrockneten Extrakt der Graviola – Pflanze in Spanien bestellt, war mit der mexikanischen `Contreras` - Klinik in Kontakt getreten, um `Laetril ` zu erwerben (damals wusste ich noch nicht, dass es ausgerechnet hier in Hannover die beste Bezugsquelle gibt) und jeden Tag brachten wir meiner Frau eine selbst gefertigte Energienahrung in das Siloah mit.

Aber dem Krebs die Basis zu entziehen, indem der Patient ausgehungert wird - dieses nun wiederholt vorgebrachte Argument verschlägt mir die Sprache. Wenn das irgend ein Code ist, mit dessen Hilfe sich zwei Seiten auf einen - vom Gesetz nicht erlaubten - Gnadentod verständigen, dann habe ich ihn jedenfalls nicht verstanden. Ansonsten ist es auf den aktuellen Zustand meiner Frau bezogen eine absurd dumme Argumentation. Nicht anders, als wenn jemand vorschlägt, die lästigen Gehirnmetastasen zu erschießen, womit dann der gefährlichste Teil der Krankheit definitiv beseitigt wäre.

So sage ich nur: „nein, meine Frau kann doch wohl offensichtlich keine verschärfte Auszehrung mehr überleben" und fasse in Gedanken den Entschluss, dass sich bei Beatriz von nun an stetig eine Begleitperson aufhalten sollte. Sofern und solange dies von unserer Seite her überhaupt durchhaltbar ist.

Die nächsten beiden Tage organisieren wir eine 24 Stunden - Anwesenheit. Die ersten beiden Nachtwachen übernimmt unsere afrikanische Freundin. Am nächsten Tag komme ich kurz vor Mittag mit der Oma im Krankenhaus an, um unsere Afrikanerin abzulösen. Am späten Nachmittag wird Stefan nach der Schule vorbeikommen, um die alte Dame mit nach Hause zu nehmen und ich bleibe über Nacht bei meiner Frau. Das ist der Plan.

Beatriz ist nun merklich schwächer, als am Vortag, aber sie erkennt Jeden, versteht alles und reklamiert auch weiterhin unsere Übungen zur Kräftigung der Muskulatur. Es ist Donnerstag, der 18. September, und noch hat sie sich nicht aufgegeben. Sie kämpft.

Ich hatte gerade die Übungen begonnen, als mein Handy klingelt. Die Sekretärin der Schule von Kristofer, unserem jüngsten Sohn ruft an und verlangt, ich solle ihn unbedingt dort abholen.
Er ist krank, hatte sich übergeben und sollte nach Hause. Und in einem solchen Fall darf die Schule ihn nicht alleine gehen lassen, ein Elternteil muss ihn abholen. Vorschrift...
Ich erkläre der Sekretärin, dass ich gerade am anderen Ende der Stadt bei einer Krankenhausvisite bin und hier schlecht weg kann. Vielleicht können sie andere Lösung finden, mit einem älteren Schüler als Begleitung oder so.
Zehn Minuten später ruft die Sekretärin noch einmal an und macht nun richtig Panik. Kristofer war nicht mehr in der Schule aufzufinden und keiner weiß, wo er steckt. Zu Hause bei uns meldet sich niemand am Telefon.

Ich bitte also unsere Freundin, noch ein paar Stunden mit der Oma dort zu bleiben, bis ich den Fall geklärt habe und zurück bin.
Eine Stunde später stehe ich gerade vor der Schule, als mich die Afrikanerin anruft. Sie ist völlig aus dem Häuschen und ich solle ganz schnell zurück in das Krankenhaus kommen. Was

genau eigentlich los ist, will sie mir am Telefon nicht mitteilen. Aber in dieser Phase der Krankheit kann ja jederzeit eine dramatische Wendung eintreten und so rase ich im Sturmschritt durch Schule, Sekretariat, Klassenzimmer, Hausmeister - keiner weiß Bescheid - und nach Hause.

Dort finde ich meinen Sohn leicht angeschlagen, aber ansonsten soweit o.k., bereits im Bett. Er hatte am Ende einfach nur die Nase voll von dem Kompetenzgerangel und hat sich schlicht nach Hause verkrümelt.

Nach einer weiteren Stunde bin ich wieder im Krankenzimmer. Dass Beatriz nicht mehr an der Ernährung hängt, sehe ich sofort. Unsere afrikanische Freundin ist unheimlich geladen und erzählt mir, dass eine Schwester vorbeigekommen sei und verkündet hätte, dass es heute zu Ende geht. Kurze Zeit später wurde dann die Ernährung abgekoppelt. Tod mit Ankündigung.

Ich gehe zu dem Pfleger und verlange, dass die Ernährung wieder angeschlossen wird. Der meint, das könne nur der Arzt entscheiden – und der ist zur Zeit nicht im Haus.

Aber es muss hier im Krankenhaus einen Arzt geben, der in einem solchen Fall die Arztentscheidungen übernimmt und ich bestehe auf einer derartigen Sofortentscheidung.

Und tatsächlich erscheint eine halbe Stunde später eine Ärztin und wird sofort von unserer Freundin mit Worten bestürmt. Jetzt entlädt sich die ganze Angst , Hilflosigkeit und dieser Frust des `Ausgeliefert - sein` in einer ganzen Flut von Argumenten gegen den Nahrungsentzug, so dass sich die Ärztin mit einem Hinweis auf die Anordnungen des Stationsarztes gleich wieder zurück ziehen will.

Ich versuche den Abgang der Ärztin aufzuhalten:

„Ich bin der Mann von Beatriz Gouveia und habe die

Handlungsbevollmächtigung. Ein Abstellen der Versorgungs-
geräte war so nicht mit dem Stationsarzt abgesprochen. Die
Ernährung muss unbedingt wieder angeschlossen werden. "

Diese Ärztin mit dem ausländischen Akzent, die ich noch nie
vorher gesehen habe, wiederholt jetzt wortwörtlich das
absurde Argument, dass die Ernährung abgeschaltet werden
musste, damit der Krebs keine weitere Nahrung erhält. Und ich
weiß nun, dass wir verloren haben.

Ich bitte unsere Freundin die Mutter von Bea mit nach Hause
zu nehmen. Dies muss ich alleine durchstehen, und ich werde
mich hier bis zum Ende nicht mehr weg rühren, egal wie dieses
Ende auch aussehen mag.

Drei Stunden, nachdem die Beiden gegangen sind kommt
Stefan im Krankenhaus vorbei. Ich erkläre ihm die Situation
und er entscheidet sich dafür, gleichfalls zu bleiben.

Ich sollte ihn eigentlich wegschicken, aber wie macht man so
etwas mit einem verantwortungsbewussten jungen Mann von
20 Jahren, der seine eigene Endscheidung gefällt hat?

Außerdem bin ich unglaublich froh über die Anwesenheit
unseres großartigen Sohnes, denn ich traue meiner eigenen
Kraftreserve nicht mehr so recht über den Weg.

Gegen Abend kommt der Pfleger kurz ins Zimmer und setzt
Beatriz eine Spritze. Ich war durch irgend etwas abgelenkt und
bekomme das erst mit, als er - `plop` - die Spritze wieder aus
dem Zugang der Versorgungskanüle herauszieht und frage ihn,
was für eine Spritze er gerade verabreicht hat.
„Morphin. "

Und ich sage : „Ja, ist gut", so als wenn meine Meinung noch
irgend eine Bedeutung hätte.

Aber heute will Morpheus meiner Frau nicht im Schlafe erscheinen. Sie fängt an unruhig und keuchend zu atmen und ihr Herz schlägt in dem gleichen holperigen Rhythmus, Stunde um Stunde bis in den nächsten Morgen. Der `Gott des einschlafenden Sterbens` musste, ganz gegen seine göttliche Natur, viele Stunden bis zum nächsten Morgen in der Frühe warten, um dann kurz und schnell sein Werk zu erfüllen. Falls er denn überhaupt anwesend gewesen ist...

Zweiter Teil

Das verlorene Jahrhundert

Die allererste Zelle, aus der menschliches Leben entsteht, ist naturgemäß eine „Universalzelle", die den gesamten Bauplan, die komplette Erbinformation des werdenden Menschen in sich trägt. Aus ihr können und müssen sich in der weiteren Entwicklung des neuen Lebens alle spezifizierten Zellen, mit ihrer klaren Funktionszuweisungen gemäß der jeweiligen DNA dieser Zellen entwickeln. Es kann keine Zelle entstehen, dessen Bauplan nicht schon in der Erbinformation der Universalzelle, also in ihrer DNA vorgegeben ist.

Ein erwachsener Mensch besitzt eine große Zahl dieser Universalzellen, in denen seine komplette DNA gespeichert ist. Der größte Teil lagert bei der Frau in den Eierstöcken und bei dem Mann in den Hoden mit der Aufgabe, in einer Vereinigung seinen Teil des Erbgutes an eine neue Universalzelle weiterzugeben.

Ein anderer Teil der Universalzellen ist im Körper geschützt im Rückenmark und in weiteren strategischen Zonen und Organen gelagert, um bei Verletzung oder altersbedingter Zellerneuerung mit den DNA Informationen des jeweiligen Zellkomplexes zur Stelle zu sein, denn auch die erneuerten oder nachwachsenden Zellen entstehen letztlich aus den Universalzellen. Tagtäglich sterben zig-Millionen Zellen im menschlichen Körper ab und müssen erneuert werden.

Die Universalzelle hat unter ihren Hundert - Millionen Informationen jedoch auch den Bauplan einer Stammzelle, die von dem normalen Schema menschlicher Zellen abweicht. Sie funktioniert anders als normale Zellen und agiert aggressiv und destruktiv gegenüber allen übrigen

Körperzellen.
Diese Zelle bezieht ihre Energie nicht aus der Verbrennung von zugeführten Nährstoffen mit Sauerstoff, wie es bei normalen Zellen in den `Mitochondrien` geschieht.

(Mitochondrien sind gewissermaßen Mini-Kleinst-Kraftwerke, die sich in den Körperzellen frei bewegen können und ihre gewonnene Energie dort abliefern, wo sie gebraucht werden. Sie können sich unabhängig von normaler Zellteilung im eigenen Rhythmus teilen, also vermehren und bewirken so, dass eine Körperzelle grade so viel Energie verbraucht, wie sie für ihre Funktion benötigt. Während sich bei einigen Zellen die Anzahl der Mitochondrien an der Fingern einer Hand abzählen ließe, hat zum Beispiel die Zelle eines durch trainierten Muskels tausende von Mitochondrien).

Diese Spezialzelle jedoch hat gar keine Mitochondrien. Sie bezieht ihre Energie nicht durch Verbrennung der Nährstoffe mit Sauerstoff, sondern durch eine `Vergärung` der Nahrung.
Sie kann ohne Sauerstoff existieren und sich entwickeln.

Und sie läuft stets auf vollen Touren mit einem Maximum an Verbrauch von Nährstoffen, insbesondere von Glukosemolekülen, also dem Zuckeranteil der Nahrung. (dies gilt so nicht für die **Krebsstammzellen**, wie man heute weiß
Und diese Zelle ist die einzige im ganzen Körper, welche das Enzym `**Beta – Glukosidase** `erzeugt, mit dem sie Molekül-ketten aufspalten und sogar Zellwände von Nachbarzellen aufweichen, beziehungsweise zerschneiden kann.
Sie kann folglich Nachbarzellen vernichten, deren Nährstoffe verwerten und sich durch Zellteilung immer weiter ausbreiten,

bis sie an die zentralen Stränge der Blutversorgung kommt, diese Versorgungsstränge nun für die Eigenversorgung kontrolliert und die Versorgungskanäle erweitert. Der einzige Daseinszweck dieser Zellen ist Ausbreitung und Wachstum.

Dennoch ist auch diese äußerst aggressive Sonderzelle ein notwendiger Baustein des menschlichen Lebens (und aller Säugetiere), denn ohne sie wäre Wachstum und Erneuerung nicht möglich.

Sie schafft Platz und, was wohl noch wichtiger ist, Anbindung an (erweiterte) Versorgungsstränge für neue oder erneuerte Zellkomplexe. **Diese Zelle ist in der Lage, Botenstoffe zu produzieren und auszusenden, um das Wachstum von 'Endothelzellen' - also Blutgefäße bildende Zellen – anzuregen, und somit ein neues Versorgungsnetz aus Blutkapillaren zu bilden.** Auch wenn sie diese Arbeit nicht in freiwilliger Harmonie mit dem Gesamtbauplan eines Körpers verrichtet, sondern für die Versorgung der eigenen Zellstruktur. **Jedoch genau in dem Moment, wenn der benötigte Platz und die erweiterte Anbindung für den zu erneuernden Zellkomplex steht, werden die Sonderzellen abgetötet, ihre Reste entsorgt und die erweiterten Versorgungsstränge für den körpereigenen Zellkomplex übernommen.**

Neuentwicklung und Erneuerung eines Zellkomplexes setzt also ein genaues `Timing` des Einsatzes dieser aggressiven Sonderzellen voraus. Der Ort und der Zeitpunkt ihrer Entwicklung (**aus der Universalzelle und angeregt durch das Hormon `Östrogen'**) müssen ebenso stimmen wie der Zeitpunkt ihrer Vernichtung (**im Normalfall durch die T-**

Killerzellen des Immunsystems).

Falls irgendein Teilprozess dieses Systems nicht präzise abläuft, hat der Körper ein Problem. Und wenn die Vernichtung der `Sonderzellen` überhaupt nicht zu bewältigen ist, dann ist der gesamte Körper tödlich bedroht.

Die Embryologen nennen diese Zellen Trophoblastentellen, die Onkologen Krebszellen. Es sind die gleiche Zellen.

Zum ersten Male wurden die `Trophoblastenthesen` zu Beginn des 20ten Jahrhunderts formuliert.

Aber zunächst brachte die Erkenntnis der `Gleichartigkeit` von Krebszellen und einem Zellkomplex im Uterus während der Schwangerschaft die Krebsforscher nicht wirklich weiter, weil sich aus dieser Erkenntnis alleine keine wirksame Methode ableiten ließ, wie der Krebs nun in der Praxis bekämpft werden kann.

Immerhin ließ sich erforschen, wie das Wachstum der Trophoblastenzellen in der Gebärmutter zum richtigen Zeitpunkt gestoppt wird, und wie sie vom Immunsystem vernichtet werden.

Eine Körperzelle kann vom Immunsystem anhand ihrer Zelloberfläche identifiziert werden, genauer gesagt an den Eiweißmolekülen auf dieser Oberfläche, die gewissermaßen die Prozesse im Inneren der Zelle widerspiegeln (**Antigene**). Das ist auch die einzige Möglichkeit des Immunsystem, Fremdzellen oder Viren zu erkennen, die in eine Zelle eingedrungen sind, denn seine Killerzellen können schließlich nicht erst alle Zellwände zerreißen um fehlgeleitete, gestörte oder fremde Prozesse in den Zellen aufzuspüren. Sie, beziehungsweise ihre Boten und Helferzellen, reagieren ausschließlich auf die Strukturen der Zelloberfläche.

Und natürlich würden die Antigene einer Trophoblastenzelle beziehungsweise einer Krebszelle diese Zellen sofort als Fremdkörper entlarven und den Mechanismus ihrer Eliminierung durch die Killerzellen des Immunsystems in Gang setzen - wenn ihre Antigene `lesbar` wären...

Davor jedoch können sich diese Zellen zunächst schützen, **da die Vergärungsprozesse in ihrem Inneren eine starke Elektronenaufladung (Übersäuerung) auf ihrer Oberfläche verursachen,** welche die Helferszellen des Immunsystems daran hindert, auf die notwendige Nähe zur Identifizierung heranzukommen. Die Tropholastenzelle, beziehungsweise Krebszelle entgeht also zunächst Identifizierung und Vernichtung. **Und das muss auch so sein, denn schließlich haben diese Zellen ja eine Arbeit zu verrichten.**

Danach jedoch müssen sie vollständig vernichtet werden. Dies geschieht im Normalfall, indem die Bauchspeicheldrüse zwei Enzyme absondert, die zu dem Zellherd transportiert und dort ausgestreut werden. Diese Enzyme (**Trypsin und Chymotrypsin**), zersetzen das noch vorhandene Östrogen und neutralisieren die Tarnkappe der Elektronenspannung. In der Folge wird die Neuproduktion von Krebsstammzellen aus der Universalzelle gestoppt und die vorhandenen Zellen werden der Identifikation und Vernichtung preisgegeben.

Die einzigartige Vergärung und Energiegewinnung der Krebszelle entdeckte der deutsche Krebsforscher Warburg in den 30er Jahren des 20ten Jahrhunderts, worauf unter anderem die Ernährungstherapie der Johanna Budwig basiert. Budwig versuchte durch ihre sehr strengen Ernährungsvorschriften, aber auch durch Wechsel des Materials, mit dem der Körper eines Erkrankten in Berührung kam (Kleidung, Material der Schlafmatratze etc.), den Säureanteil (PH – Wert) der Körperzellen zu senken, um den erleichterten Abfluss des Elektronenüberflusses von Krebszellen zu ermöglichen.

Johanna Budwig hatte ohne Zweifel Erfolge bei ihrer Krebsbehandlung, auch wenn keine genauen Erfolgsstatistiken vorliegen. Allerdings beruhten diese Behandlungserfolge nicht auf dem Umstand, dass Krebszellen in Normalzellen zurückverwandelt wurden, wie Dr. Budwig offensichtlich annahm, sondern darauf, dass **durch die Schwächung des Spannungsfeldes um die Krebszellen die Antigene dieser Zellen nun `lesbar` wurden, und in der Folge die Krebszellen vom Immunsystem vernichtet werden konnten.**

Den geheilten Kranken wird es egal gewesen sein.

Einige Krebsforscher jedoch gingen nach der Verkündung der Trophoblastenthesen einen anderen Weg. Sie waren davon überzeugt, dass es im körpereigenen Schutzsystem noch einen zweiten und unabhängigen Schutzmechanismus geben müsse, der auswuchernde Krebs- oder Trophoblastenzellen stoppen kann, falls das Immunsystem oder/und die Funktion der Bauchspeicheldrüse zeitweilig geschwächt sind. Schließlich ging es ja nicht nur um ältere Menschen, bei denen Krebs ausbricht, sobald diese Schutzfunktionen nachlassen, sondern auch um Mütter und neues Leben, also die Erhaltung der eigenen Art, die von der Natur immer besonders geschützt wird.

In den 60er Jahren wird dieser zusätzliche Schutzmechanismus gefunden. Es handelt sich erwartungsgemäß um eine Ernährungssubstanz, die wir normalerweise nur in geringen Mengen mit unseren gebräuchlichen Nahrungsmittel zu uns nehmen, weil sie einen etwas eigenartigen und bitteren Geschmack hat. Im Bedarfsfall jedoch kann der Körper gesteuert über einen sogenannten `Heißhunger` auf bestimmte Pflanzen einen schlagartig gestiegenen Bedarf decken.

Die Rede ist von Amygdalin oder Vitamin B17, das auch Laetril genannt wird.

Amygdalin oder auch Amygdalae amarae tot. findet sich in vielen Pflanzen, die einen bitteren Geschmack beim Verzehr hinterlassen, wie zum Beispiel die Kerne gewisser Apfelsorten oder sogar in Walderdbeeren. In seiner konzentrierten Form kommt er in unseren Breiten in Bittermandeln oder in bitteren Aprikosenkernen vor, in Südamerika und Afrika hauptsächlich in der Wurzel der Maniok Pflanze.

Amygdalin besteht aus 1 Molekül Benzaldehyd, 1 Molekül Blausäure und 2 Glukosemolekülen und ist in dieser Verbindung neutralisiert, also ungiftig. **Allerdings ist die Verbindung des Amygdalin an sich nicht besonders stabil und wird mit dem Enzym Beta – Glukosidase, welches die Krebszelle produziert, aufgespalten.** Die nun freiwerdenden Moleküle von Blausäure und Benzaldehyd sind beide an sich schon giftig, jedoch wird die Blausäure (HCN) relativ schnell in Thiocyanat umgewandelt und somit neutralisiert. Das verbleibende zweite Spaltprodukt - Benzaldehyd - jedoch wirkt entscheidend in der Krebszelle.

Oder, in anderen Worten, - während eine Krebszelle die Glukosemoleküle der vormaligen Amygdalinverbindung verarbeitet, wird sie von dem Spaltprodukt Benzaldehyd vergiftet.

Gesunde Zellen produzieren kein Spaltenzym für

Amygdalin. Allerdings existiert dieses Enzym in geringeren Mengen auch im Magen/Darmtrakt, da dort Spaltprozesse von Molekülketten gewissermaßen zur Routinearbeit dieser Organe gehören. Jedoch können die freigesetzten Giftstoffe in der Leber mit Hilfe des Enzyms **Rhodanase** zu dem ungefährlichen **Rhodanid** umgewandelt werden, das in Folge problemlos mit dem Harn ausgeschieden wird.

Die therapeutische Menge und Form der Einnahme von Amygdalin (ob als reine Frucht/Kern/Pflanze, in konzentrierter Form oder intravenös) muss schon kalkuliert und ärztlich oder naturheilkundlich abgesprochen sein, um, besonders bei oraler Einnahme, eine potenzielle Gefahrenmenge nicht zu überschreiten. Die Fähigkeit des Magen/Darmtraktes der Zersetzung von Amygdalin muss ebenso in Rechnung gestellt werden, wie das Entgiftungspotenzial der Leber.

Aber Festzuhalten ist, dass als ganz simples Naturprodukt die Substanz existiert, nach der die pharmazeutische Industrie seit mehr als einem halben Jahrhundert vergeblich sucht :

ein Zytostatika, das Krebszellen - und nur Krebszellen - abtötet, ohne gesunden Zellen zu schaden.

Der dritte große Schritt im Verständnis von Krebserkrankungen wurde in dem letzten Jahrzehnt des 20ten Jahrhunderts getan. Jetzt wurden Beweise für die reale Existenz von `Krebsstammzellen` gefunden. Diese Stammzellen haben gewisse charakteristische Eigenschaften von Zellen des Organs, das sie aus `seiner Universalzelle` produziert. Die Existenz dieser `organspezifischen Krebsstammzellen` korrigiert – oder besser gesagt – verfeinert das vorherige Verständnis von `Krebs`, denn sie zeigt auf, dass Krebszellen nicht nur Unterschiede gemäß des Organs ihres ersten

Auftretens aufzeigen, sondern auch bei einem jedem Organ in (mindestens) zwei unterschiedlichen Funktions- und Erscheinungsformen agieren.

Erstens als Stammzellen mit den sie umgebenden `Nischenzellen`, die sich langsam teilen, zum Überleben nicht konstant große Mengen an Nährstoffen `vergären` lassen müssen, sich einzeln mit dem Blutfluss oder dem Fluss der Lymphflüssigkeit treiben lassen und in anderen Organen Metastasen bilden können.

Zweitens als sich schnell teilende `Schutzzellen` des Krebses, die mit gleichfalls sich schnell teilenden Körperzellen gewissermaßen in ein Wachstumswettrennen eintreten, wenn der Körper versucht, durch schnelles Gewebewachstum die Krebswucherung einzuschließen, um sie so doch noch unter Kontrolle zu bekommen. Gelingt dies, so haben wir es mit einem `gutartigen` Tumor zu tun dessen Wachstum gestoppt ist. Gelingt es nicht, bleibt der Tumor `bösartig` und wächst weiter.

Die sich schnell teilenden Krebszellen haben auf ihrer Zelloberfläche eine sehr große Anzahl von unterschiedlichen sogenannten `Rezeptoren `, zum Andocken verschiedener Botenstoffe mit der Aufforderung zur Zellteilung, und sie benötigen sehr viel Energie, um diesen konstanten Teilungsprozess bewältigen zu können. Dieser `Energiebedarf` macht sie anfälliger für das Zytostatika Amygdalin (da sie einen hohen Bedarf an Glukosemolekülen haben), schützt sie jedoch auch besser vor Identifikation und Vernichtung durch das Immunsystem, da sie durch die große Vergärungsmenge ein besonders aktives elektrostatisches Schutzschild produzieren.

Die Stammzellen sind sehr viel schwieriger mit Zytostatika zu vernichten, weil sie halt nur eine limitierte Vergärungsmenge benötigen und sich sogar als inaktive sogenannte `Schläfer ` lange Zeiträume ohne

Nahrungszuführung am Leben halten können. Allerdings besitzen sie aus dem gleichen Grunde auch keine wirkungsvolle elektrostatische `Tarnkappe` gegen Identifikation und Vernichtung durch T - Killerzellen des Immunsystems.

Bei einem wuchernden Tumor ´verstecken` sich die Stammzellen gewissermaßen in der schützenden Zellmasse. (Der Anteil von Stammzellen wird bei einem Tumor auf max. 1 Prozent der gesamten Zellmasse geschätzt). Aber wandernde Krebszellen und Metastasen sind freiliegende Stammzellen und für das Immunsystem erreichbar. **Nun kommt es darauf an, dass das Immunsystem gestärkt – und nicht geschwächt – zu dieser entscheidenden Schlacht antritt.**

Diese unterschiedlichen Erscheinungsformen von Krebszellen müssen also von der körpereigenen Abwehr unterschiedlich bekämpft werden, und für eine wirksame Tumorbekämpfung muss eine ausgewogene Balance zwischen den Abwehrmaßnahmen bestehen. Dies gilt natürlich auch – und dort ganz besonders - für unterstützende therapeutische Maßnahmen.

Nahezu hundert Jahre hat es gedauert, bis der innere Mechanismus jener körpereigenen Prozesse erkennbar wurde, die in ihrer krankhaften Extremform `Krebs` genannt werden.

Wir wissen nun, dass Krebs nur teilweise altersbedingte Ursachen hat, die mit der Schwächung des Immunsystems und langsamer, geschwächter Effektivität von Drüsenfunktionen einhergeht.

Wir wissen auch, dass ungesunde Ernährung, Hormone und Konservierungsstoffe in Fleisch, Obst und Gemüse und vor

allem die vollständige Eliminierung von ´bitteren´ pflanzlichen Substanzen aus unserem Speiseplan ursächlich zur Entstehung von Tumoren beiträgt, weil wir keinen Amygdalinspiegel mehr im Körper haben, der als Zytostatika die Anfänge von Tumorbildung ausbremsen könnte. Und es kann kein ´Heißhunger` auf die entsprechenden Pflanzen aufkommen, wenn eine Geschmackserinnerung auf benötigte Stoffe nicht existiert, weil sie in unserer heutigen Ernährung gar nicht mehr vorkommen.

Weiterhin können wir mit großer Wahrscheinlichkeit vermuten, dass bei der Unmenge von Medikamenten , mit denen der heutige Mensch überschwemmt wird, die Signalisierung – und Abwehrmechanismen des Körpers durch vielfache ´Nebenwirkungen´ beeinträchtigt sind.

Noch fehlt uns ein letzter großer Baustein im Verständnis von Krebs und Tumorentwicklung, denn noch wissen wir nicht mit Sicherheit, wann und warum sich Metastasen bilden.

Gehen einzelne Stammzellen stets dann auf Wanderschaft, wenn sie frei liegen und nicht umhüllt von sich schnell teilenden Krebszellen?

Löst ein chirurgischer Schnitt in den lebenden Tumor, also eine Gewebeendnahme (Biopsie) eine massive Metastasen Bildung aus, wie viele Forscher annehmen?

Fördert wohl möglich die Chemo- oder Bestrahlungs - ´Therapie´ Metastasierungen, weil sie Krebsstammzellen freilegt, die mit diesen Methoden nicht eliminiert werden können?

Oder wird gar das Wachstum von Metastasen durch den Originaltumor gesteuert (und gebremst) und ´explodiert´ erst nach der chirurgischen Entfernung des Tumors, wie eine Forschungsstudie aus Israel behauptet?

Wir kennen die Antworten auf diese letzte große Frage (und auf viele Einzelfragen) noch nicht, und sind hierbei auf Vermutungen/Studien/Versuchsreihen und Ergebnisse angewiesen.

Aber wir können heute genau zwischen Ursachen und Auslösern für die Entstehung eines Tumors unterscheiden. Nur wenn wir auch die Ursachen beseitigen, können wir Krebserkrankungen heilen.

Und wir können heute eine wirksame Prophylaxe definieren.

Die Schulmedizin kann Beides nicht. Für ihr Krebsverständnis sind die Auslöser mit den Ursachen identisch. In der Folge bekämpft sie nur die äußere Erscheinungsform des Tumor, ohne zu erkennen, dass ihre Behandlungsmethoden oftmals zu einem weiteren Baustein im Mosaik der Ursachen von neuen Krebserkrankungen werden.

Wenn die Trophoblastenthesen seinerzeit in ihrem heutigen Verständnis von Ursache – Wirkung - Gegenwirkung und mit den sich daraus ergebenen Möglichkeiten von Therapie und Prophylaxe formuliert worden wären, dann hätte durchaus die

Möglichkeit bestanden, dass sich durch die (noch relativ kleine) Welt der Krebsforscher ein AHA – Erlebnis verbreitet hätte, ähnlich dem Erkenntnissprung von Biologen und Naturforschern nach der Publikation von Charles Darwins ´Über die Entstehung der Arten´.

Denn mit einem einzigen Modell werden in generellen Linien alle Fragen geklärt und es zeigen sich plötzlich überall Kausalzusammenhänge, die einleuchten. Danach beginnt für die Forscher die Zeit für unzählige und fruchtbare Detailstudien, um Einzelfragen zu klären, und jede Beantwortung einer Einzelfrage bestätigt ein Stück mehr (oder revidiert) die Richtigkeit der Gesamttheorie.

Durch das Fehlen einer Behandlungsperspektive, die auf den neuartigen Trophoblastenthesen basiert, versuchten viele der damaligen Mediziner und Forscher Behandlungswege mit den beiden neuen Möglichkeiten von Strahlentherapie oder Chemotherapie zu finden, die Anfangs des 20ten Jahrhunderts aufkamen und als ´zukunftsweisend´ gepriesen wurden.

Für uns als Zeitzeugen von Hiroshima, Tschernobyl und Fukushima ist eine Körpertherapie auf der Basis Zellen-zerstörender- Strahlung schon unheimlich genug, der Generation unserer Enkel wird dies einst als reine Wahnsinnstat fehlgeleiteter Wissenschaftler erscheinen. Und sie werden sich fragen, warum ihre Vorfahren dies als Patienten so massenhaft mit sich haben machen lassen.

Aber aus der Sicht des beginnenden 20ten Jahrhunderts erschienen die neuen Erkenntnisse von unsichtbaren, laut - und schmerzlosen Strahlen aus atomaren Zerfallsprozessen das Tor zu einer Welt voller Möglichkeiten auf vielen Gebieten der Wissenschaften. Und eines der ersten praktischen Anwendungsgebiete lag ja auch im Bereich der Medizin: die schmerzlose Durchleuchtung des Körpers mit Hilfe von Strahlen, die nach dem Entdecker dieser revolutionären Methode bis heute seinen Namen tragen. Die neuen Entdeckungen auf dem Gebiet dieser revolutionären Strahlen versprachen einen weiteren Quantensprung in Forschung und Wissenschaft.

Denn erst eine Generation vorher war aus der Zauberwelt des Unsichtbaren eine Entdeckung aufgetaucht, die nachhaltig bis auf den heutigen Tag die Welt in allen Bereichen verwandelt und bereichert hat: die Entdeckung des elektrischen Stromes und seiner praktischen Anwendbarkeit auf jedem Gebiet menschlichen Handelns.
Also wurde experimentiert und verstrahlt, mit allen möglichen Geräten, Zerfallsstoffen und Stärken, um ein ´praktizierbares ` Behandlungsschema gegen die Krebserkrankung zu erhalten. Natürlich wurden bei diesen Versuchen tausende von Patienten – ohne den leisesten Schimmer des eingegangenen Risikos - vom Leben zum Tode gestrahlt, aber dieser Weg ´Probier und Riskier` hat ja schließlich auch heute noch im pharmazeutischen Business seine Gültigkeit, denn die Tierversuche sind nur für die groben Ergebnisse. Und wenn die Probanden indische oder pakistanische Nachnamen tragen, dann fällt das in der von Europa geprägten Welt ja auch nicht so furchtbar auf.
Die ebenfalls neue Chemo -´Therapie` war bei der Krebsbehandlung zunächst nur ein Anhängsel, wenn einmal der ´ganze (körperliche) Saustall` ausgemistet werden sollte/ musste. Denn dass nicht der gesamte Körper in einer Sitzung mit einer derartig hohen Dosierung bestrahlt werden konnte, um alle verdächtigen Zellen auf einmal hinweg zu brutzeln, ist

denn doch rasch erkannt worden. Versucht wurde es wohl, das können wir getrost vermuten.

Aber als sich schließlich in der zweiten Hälfte des 20ten Jahrhunderts so nach und nach die nahezu völlige Wirkungslosigkeit und das zerstörerische Potenzial der Nebenwirkungen von Strahl und Chemo bei der Krebsbehandlung zeigte, war es dann die Pharmaindustrie, die massiv intervenierte, um ihren ´Goldesel´ Chemotherapie zu retten.

Aus ihren Quellen flossen die nötigen Millionen für Forschungsprojekte und Versuchsreihen in Universitäten und außeruniversitären Einrichtungen und es sollte niemanden verwundern, dass letztlich auch Kriterien für statistische Erfassungen, Definitionen von ´Heilung´ und Zulassungskriterien für Pharmazeutika von der Pharmaindustrie massiv beeinflusst wurden.

Und nicht zu vergessen, die Ausbildungsrichtlinien an den Universitäten für die nächsten Generationen von Medizinstudenten.

Kaum jemand kennt wohl die kompletten Zahlen, welche die pharmazeutischen Konzerne den Krankenkassen zur Abrechnung einer vollzogenen Chemotherapie vorlegen, aber es sind Beispiele bekannt, wo für ein Pharmazeutika 60 000 Euro verlangt werden, dessen Produktionskosten bei c.a. 100 Euro gelegen hat. (Der US Konzern GILEAD für eine 12 – Wochen - Dosis des Hepatitis C Präparats ´Solvaldi´). Natürlich kommt zu den reinen Produktionskosten noch Anteile an Entwicklungskosten hinzu und eventuell auch ein Anteil an der Entschädigung, welche manchmal den Hinterbliebenen der Probanden in den Hungerländern gezahlt werden muss. Aber dennoch dürfte ersichtlich sein, dass die reinen Profite in unglaublichen Dimensionen liegen.

Der US amerikanische Arzt, Dr. Binzel beschreibt, wie er in den 80er Jahren vom NCI der USA (Nationales Krebsinstitut) eingeladen wurde, an einer Vergleichsstudie teilzunehmen, bei der Krebspatienten im Verlauf einer Behandlung mit Laetril mit einer äquivalenten Gruppe von Patienten, mit Chemotherapie und Bestrahlung behandelt, verglichen wurden.

Das einzige Kriterium für eine erfolgreiche Behandlung bei dieser Studie war, ob die Tumormasse sich verkleinert hat, oder nicht. Dem erstaunten Arzt wurde auf Nachfrage erklärt, dass eine Behandlung bei Verkleinerung des Tumors als erfolgreich eingestuft wird, auch wenn der Patient bei dieser Behandlung verstirbt, und als gescheitert, wenn ein Patient zwar munter und lebendig ist, aber seine Tumormasse nicht abgenommen hat.

Der gleiche Arzt beschreibt auch, wie das größte private Krebsinstitut der USA, Sloan -Kettering in New York die eigene langjährige Studie zur Wirksamkeit von Laetril an mit Krebs injizierten Mäusen verfälscht und die Ergebnisse in das genaue Gegenteil verdreht. Der Leiter des Forschungs-projektes, der bekannte Krebsforscher Dr. Sugiura protestierte gegen diese Verfälschung und veröffentlichte in eigener Regie seine Untersuchungsergebnisse, die bei 77% der Krebsmäuse (mit Metastasen) kein Fortschreiten der Erkrankung mehr festgestellt hatte. Dr. Sugiura wurde prompt gefeuert.

Aber wenn es an Leben und Gesundheit der Mächtigen geht, haben rein profitorientierte Strategien manchmal auch eine kleine Pause. Kurz nachdem in den USA die Kampagne gegen die Verwendung von Laetril in der Krebsbekämpfung ihren Höhepunkt hatte und aufs Neue das Hohelied der Chemo - und

Strahlentherapie erscholl, erkrankte der 40. Präsident des Landes 1985 an Darmkrebs. Was nun?

Einerseits hatte es die nationale Pharmaindustrie gerade unter Einsatz von Lug, Trug, Täuschung und vielen Dollars geschafft, in der amerikanischen Bevölkerung die Hoffnung auf alternative Behandlungsmethoden ohne Chemotherapie oder Bestrahlung niederzuringen, andererseits war Ronald Reagan - Patriotismus hin oder her – nun doch nicht bereit, auf diesem Altar sein Leben zu opfern. Folglich suchte er sich einen der damals renommiertesten Krebsspezialisten im Ausland, der ihn sodann klammheimlich mit Laetril behandeln und heilen konnte.

So kam Dr.med. Hans Nieper, führender Onkologe der Paracelsus Klinik in Hannover/ Langenhagen an seinen berühmtesten Klienten.

Wie bekannt verstarb Ronald Reagan erst 19 Jahre später mit 93 Jahren an einer furznormalen Lungenentzündung.

In Deutschland ist diese Form des 'direkten Lobbyismus' und Einflussnahme durch Spenden und Finanzierung schwer vorstellbar, auch wenn diese Praktiken in diskreter Form natürlich manchmal vorkommen.

Jedoch braucht die Pharmaindustrie hierzulande auch gar keine derart massive Einflussnahme, um ihre Geschäfte mit der Chemotherapie aufrecht zu erhalten. In Deutschland ist jeder Bürger per Gesetz versichert, und von daher reicht eine Einflussnahme auf die großen Krankenkassen, um die Finanzierung der gewünschten Behandlungsmaßnahme durchzusetzen, beziehungsweise einer alternativen Behandlung die Finanzierung zu verweigern. Und diese Einflussnahme braucht weder durch Bestechung, Druck oder Kungelei durchgesetzt zu werden, sondern einfach, schlicht und völlig legal, wenn die Behandlungsstatistiken - oder sogar nur die Kriterien für derartige Statistiken – kontrolliert werden.

Es muss nicht einmal die große Mehrheit der Mediziner vom Sinn einer Chemo – oder Strahlenbehandlung überzeugt werden, solange dies der einzige kassen- finanzierte Behandlungsweg ist. Viele Krebsärzte werden von Zweifeln geplagt ihren Job erledigen, denn sie haben ja schließlich die harte Realität der Behandlungsresultate tagtäglich vor Augen. Aber es ist der Job, von dem sie abhängig sind. Es müssen schon Ärzte in der unangreifbaren Position eines Doktor Nieper sein, die ihre Überzeugung in der Behandlung von Krebs auch in staatlichen Kliniken durchsetzen können.

Die Onkologen sind - generell gesehen - eher nicht die Schuldigen an der fest zementierten Situation der gängigen Praxis bei Krebsbehandlungen in Deutschland.

Aber sie werden – ebenso generell gesehen - auch nicht diejenigen sein können, die endlich einer Neuorientierung und sinnvollen Behandlung den Weg freimachen.

Hoffnungsschimmer

In den letzten Jahren gelten auch in der offiziellen (Schul-) Medizin Therapien, die das körpereigene Immunsystem unterstützen, als vielversprechende Behandlungsalternativen. Hier ist besonders das Konzept der `monoklonalen Antikörper` gemeint, welches anwendungstechnisch eine Impfung gegen den Krebs darstellt.

Um die Wirkungsweise der `monoklonalen Antikörper` verstehen zu können, müssen wir zunächst die Mechanik des Immunsystems etwas genauer betrachten.

Bekannterweise stellen die weißen Blutkörperchen (Leukozyten) die wesentlichen Elemente des Immunsystems dar. Jedoch handelt es sich hierbei nicht nur um eine einzige Zellform, die nun so ohne weiteres quasi als ´universaler Allroundkämpfer` jegliche körperfremde oder körperfeindliche Zelle vernichten kann. Es handelt sich bei den Leukozyten um (grob gesehen) drei Kategorien von Zellen und Funktionsträger des Immunsystems:

1. **den B- Lymphozyten (B- Zellen)**
2. **den T- Lymphozyten (T- Zellen)**
3. **den T- Helferzellen**

Die erste Erkennung von Fremdzellen obliegt den B-Lymphozyten, die auf bestimmte Antigene einer körperfremden Zelle reagieren, und (nach einem zweiten Aktivierungsschritt) sich zu einer Plasmazelle umformen, aus der nun eine Kampfzelle des Immunsystems entsteht. Diese T-Killerzelle ist genau auf dieses Antigen, also auf diese Fremdzelle geeicht, benötigt jedoch zur Lokalisierung der Fremdzelle und zu seiner weiteren Aktivierung eine Helferzelle.

Außerdem können körpereigene Zellen im Normalfall bestimmte Botenstoffe versenden, welche die weitere Produktion von angreifenden T Killerzellen zunächst einmal stoppt. Bei einem wuchernden Tumor ist das Zellgewebe stets eine Mischung aus Krebszellen und körpereigenen Gewebezellen, die versucht haben, die Tumorausbreitung einzuschließen. Nun sind es oftmals diese körpereigenen (im Prinzip ´gesunden´) Zellen, welche dem Immunangriff den Nachschub ausbremsen.

Der tiefere Grund hinter dieser komplexen Abwehrstruktur liegt in der Gefahr, die das Immunsystem für die funktionierende körpereigene Zellstruktur darstellt. Wenn das Immunsystem einmal eine Zeit lang außer Kontrolle gerät und ´gesunde´ Körperzellen angreift (was gar nicht einmal so selten geschieht – wir sprechen in diesen Fällen von einer ´allergischer Reaktion`), dann muss diese Autoimmunreaktion möglichst schnell erkannt und wieder zum Stillstand gebracht werden.

Ansonsten würde es uns öfter so ergehen wie einst dem Kung Fu Star Bruce Lee, der mit 34 Jahren auf dem Höhepunkt seiner körperlichen Fitness an einer allergischen Allerweltsreaktion innerhalb von wenigen Stunden verstarb, weil genau dieser Bremsmechanismus seines Immunsystems versagt hat.

Bei der Produktion des Serums der ´monoklonalen Antikörper´ wird zunächst eine Maus mit dem Antigen infiziert, gegen das sich die Immunantwort richten soll. Danach wird der Maus die Milz entnommen, in der sich die nun angereicherten B-Lymphozyten gegen dieses Antigen (der menschlichen

117

Krebszelle) befinden. Diese B – Zellen werden sodann mit Plasmazellen einer unsterblichen sogenannten 'Myelom' Zelllinie fusioniert, die aus dem menschlichen Knochenmark stammt. In der Folge können mit diesem Material unter Laborbedingungen unendlich viele B- Zellen produziert werden, die alle identisch sind. (monoklonal)

Diese B-Zellen sind im wesentlichen die Substanz, die das Serum der Spritze gegen den Krebs ausmacht. **Die Wirkung dieser Impfung liegt also gewissermaßen in einer vereinfachten und zielgerichteteren Immunstimulanz. Die Krebszellen müssen vom Immunsystem nicht erst erkannt und identifiziert werden, sondern werden von dem aus dem Serumsplasma gebildeten T-Zellen sofort und gezielt bekämpft.**

Allerdings wird die Wirkung der Impfung dadurch eingeschränkt, dass die B-Zellen, aus denen sich das T-Killerzellen erzeugende Plasma formt, eine recht begrenzte Lebenszeit haben und nicht vom Körper selbst erzeugt werden können. Die Impfungen müssen also über einen längeren Zeitraum vielfältig wiederholt werden, um Ergebnisse zu erbringen.

Und - jeder Tumor muss mit seiner spezifizierten Impfung bekämpft werden. Wir benötigen monoklonale Antikörper gegen Darmkrebs, gegen Brustkrebs, Knochenkrebs usw, usw, also gegen jede Krebsart eine eigene Spritze.

Immerhin sollte eine Hinwendung zu Immunstrategien bei der Krebsbekämpfung letztlich zu der vollständigen Abkehr von Chemo- und Strahlentherapie führen, wenn...ja, wenn es nach rein medizinischer Logik ginge.

Dies gilt für alle alternativen Therapieansätze außerhalb von Chemo und Bestrahlung in der Krebstherapie.

Es macht ja wenig Sinn, das Immunsystem zunächst mit Chemo- oder Strahlenbehandlung elementar zu schwächen, um es im nächsten Behandlungsschritt wieder soweit stärken zu wollen, dass es eine entscheidende Rolle im Kampf gegen den Krebs erfüllen kann.

Für die großen Pharmakonzerne gilt eine andere Logik. Für die Konzerne wäre es natürlich optimal, wenn sie etliche Millionen von Krebskranken dazu bringen könnten, zunächst eine Chemotherapie zu durchlaufen, um den überlebenden 'Aus - Therapierten' sodann noch eine teure Immuntherapie zu verkaufen.

Die entsprechenden 'Erfolgsstatistiken', welche derartige Behandlungskombinationen untermauern, bekämen sie sicherlich ohne weiteres geliefert, davon sollten wir ausgehen. Eine kurzes Zahlenspiel:
Wenn wir einmal eine Gewinnspanne von nur 10.000 Euro pro Patient für die Pharmakonzerne zugrunde legen, also Gewinn für den reinen Verkauf der verwendeten Zytostatika einer chemotherapeutischen Behandlung und noch einmal die gleiche Gewinnspanne bei jeder Immuntherapie, dann kommen wir allein in Deutschland bei jährlich c.a. 200 000 Neuerkrankungen auf eine jährliche Gewinnspanne von 4 000 000 000 Euro.

Weltweit landen wir bei 100 Milliarden, wenn auch nur die Hälfte der betroffenen neu - erkrankten Patienten dazu gebracht werden kann, sich einer derartigen Behandlungskombination zu unterziehen. Jährlich.

Eine Zahlenspielerei, zugegeben. Aber gleichwohl stellt sich die Frage, **wie viel Einfluss, Lobbyismus und statistische Untermauerung** sich von solch einer Geldquelle erkaufen lässt?

Vor solchen Summen verblasst selbst ein Hippokrates...

Ob sich jedoch die Verdummungspolitik bei Millionen von Betroffenen bis zu diesem Punkt aufrecht erhalten lässt, kann zumindest bezweifelt werden.

Wir sollten uns daran erinnern, dass auch die deutsche Energiewende nicht von den Fachkräften, Physikern oder Technikern der angewandten Atomphysik ausging, die ja wohl am ehesten die realen Risiken, Kosten und nachhaltigen Folgen einer Abhängigkeit von Atomkraft für ein dicht besiedeltes Land einschätzen konnten.

Die Mär von der 'gefahrlosen' friedlichen Nutzung der Atomkraft und des 'billigen' Atomstroms hat erst Risse bekommen, als die Bauern von Lüchow-Dannenberg begriffen hatten, was für ein Teufelszeug unter ihrer Erde gelagert werden soll und wie lang die Halbwertzeit von Plutoniums ist.

Und sie ist in sich zusammengefallen, nachdem Tschernobyl und Fukushima gezeigt haben, dass die (von 'Experten`) errechnete Unfallwahrscheinlichkeit von zehntausenden von Jahren bis zu einem möglichen GAU, sowie die unbedingte Beherrschbarkeit von Krisen - Szenarien in defekten AKWs nur schöngerechnete Augenwischerei von Hasardeuren gewesen ist.

Neue Wege

Die so dringend notwendige **generelle Kehrtwendung** in Behandlung und Prophylaxe von Krebserkrankungen kann erst dann erfolgen, wenn ehrliche Behandlungsstatistiken entstehen, die nicht wie bisher nur reine (und oft genug manipulierte) Überlebensstatistiken sind. Wir brauchten vollständige Statistiken, wenn wir bei der Behandlung von Krebserkrankungen eines Tages ernsthaft von `Heilung´ reden wollen.

Diese Statistiken sollten zusätzlich zu Angaben von reinen Überlebenszeiten die Aussagen der subjektiv Betroffenen, also der Kranken mit einbeziehen, damit wir erfahren, welche Qualität von ` `Überleben` bzw. `Weiterleben` die aufgelisteten Behandlungen ermöglichen.

Treten erneut Krebserkrankungen auf?

Gib es kurzfristige oder langfristige Nebenwirkungen auf Grund von Behandlungen?

Fühlt sich der Patient gesund?

Erst wenn ein Behandelter über einen längeren Zeitraum wieder krebsfrei ist, keinen weiteren Tumor in einem anderen Organ verzeichnet und auch ansonsten schmerzfrei geworden ist, können wir wahrhaftig von `Heilung´ reden.

Wir müssen wissen, welche Behandlungskombinationen erfolgreich sind, und welche schulmedizinische oder

alternative Behandlungsmethode, mit welchem Ergebnis als isolierte Behandlung wirkt.
Und wir brauchen dringlichst empirische Daten über die Bedingungen, die zur Auslösung von Metastasierung führen.

Wir brauchen diese Statistiken, um die Effizienz einzelner Behandlungsschritte ebenso zu erkennen, wie auch die Erfolgsquote für das beste `Behandlungspaket ´.
Und in Deutschland brauchen wir diese Statistiken in besonderem Maße, um die Krankenkassen zu einer Finanzierung der erfolgreichsten Behandlungsschritte bzw. Behandlungskombinationen zu bewegen.

Die Daten für diese Statistiken sollten ausschließlich von den Betroffenen, beziehungsweise ihren Angehörigen eingebracht werden, um jegliche Einflussnahme von Lobbyisten unterschiedlicher Behandlungsrichtungen auszuschließen (dies gilt natürlich ebenso für alternative Behandlungsangebote).

Behandlungsstatistiken von und für Betroffene!
Im Internetzeitalter sollte so etwas machbar sein.

Wir müssen diese Datenerfassung offen, transparent und anonym über das Internet betreiben mit einfachen, aber abgesicherten Programmen, in die jeder Betroffene seine Geschichte und Erfahrung einbringen, und jeder Bedrohte oder sonst wie Interessierte die Ergebnisse abrufen kann.

Nach über hundert Jahren fahrlässiger (oder gar beabsichtigter) Irreführung von Krebskranken hat die Bevölkerung wohl ein Recht auf unverfälschte Informationen und auf eine eigene Behandlungswahl.

Heute und jetzt

Aktuell Erkrankte haben jedoch kaum die Zeit, den Aufbau einer offenen und umfassenden Statistik abzuwarten. Sie brauchen hier und heute eine Abwägung von Behandlungsmethoden.

Nehmen wir den hier dokumentierten Bericht eines Krankheitsverlaufes mit **Bronchialkarzinom.**

Ein informierter Patient sollte zu aller-erst wissen, dass er mit einer Behandlung durch die Schulmedizin praktisch kaum eine Chance auf ´Heilung´ hat.

Er wird im günstigsten Fall als ´kurativ´ eingestuft, und nach der operativen Entfernung des Tumors mit Chemo- oder Strahlentherapie weiter behandelt.

Spätestens nach der Folgediagnose `Hirnmetastasen´ wird er sodann als ´palliativ´ eingestuft und komplett aufgegeben. Gleichwohl spricht die Schulmedizin von einer Heilungsquote von 16% bis 20%, in den (offiziellen) Statistiken der WHO (Weltgesundheitsorganisation) ist hingegen von einer Heilungsquote von 11% die Rede, andere Statistiken belegen für das Deutschland der 90er Jahre eine 7% Überlebensrate (5 Jahre Überlebensrate).

Der amerikanische Forscher und Arzt Dr. med. Edward Patz weist darauf hin, dass der Zusammenhang von Früherkennung und gestiegener Überlebensrate bei Krebserkrankungen in den allermeisten Fällen nur die **statistische** `**Heilungsquote**` erhöht, ohne jedoch alleine genommen eine Aussagekraft für die reale Wirksamkeit der erfolgten Krebsbehandlung zu besitzen.

Der `Überlebenszeitraum´ beginnt stets mit dem Tag der

Diagnose. Wenn also ein Tumor früher entdeckt wird, sieht es so aus, als würde der Patient länger leben, während er in Wahrheit nur länger von seiner Krankheit weiß. Da bei Erreichen einer 5 Jahre Überlebensrate von ´Heilung` geredet wird, bedeute bessere Früherkennung nun automatisch bessere Heilungschancen, obwohl die Patienten eventuell mit genau dem gleichen Alter wie früher an dieser Krankheit versterben.

Da bei einem Lungenkrebs eine Früherkennung kaum möglich ist (weil in den meisten Fällen gar keine Frühsymptome bemerkt werden), ist Lungenkrebs von der wundersamen enormen ´Verbesserung der Heilungschancen`, wie sie die Schulmedizin bei anderen Krebserkrankungen vermeldet, ausgeschlossen.

Wir müssen wohl davon ausgehen, dass für alle Krebserkrankungen dasselbe wie für den Lungenkrebs gilt: die minimal verbesserten ´Überlebenschancen`, welche die Schulmedizin durch gezieltere Bestrahlung und durch neue ´Zytostatika` bei der Chemotherapie ins Felde führt, wird von verschlechterten allgemeinen Lebensbedingungen (besonders auf dem Gebiet der Ernährung) mehr als paralysiert.

Die Wege der Schulmedizin führen ins Nichts.

Lungenkrebs ist die Ursache der meisten Todesfälle bei Krebserkrankungen und auch mit alternativen Behandlungsmethoden schwierig zu heilen. Über 50% der Gehirnmetastasen haben ihren Ausgangspunkt in einem Tumor in der Lunge und sind im Gehirn äußerst schwer von B-Lymphozyten oder gar Zytostatika zu erreichen. Der besondere Schutzfilter, den das Blut vor Erreichen des Gehirns durchlaufen muss, wirkt sich bei einer Bekämpfung von

Krebszellen, die das Gehirn bereits erreicht haben, kontraproduktiv aus. Metastasierung muss bereits im Vorfeld effektiv bekämpft werden.

Eine seriöse Krebstherapie muss sich bei jeder Variante dieser Krankheit und in jedem Einzelfall um Lösungen in 4 (bzw. 5) zentralen Behandlungsschritten bemühen.

A. Gründe für den AUSLÖSER der Erkrankung erkennen und beseitigen.

B. Gründe von URSACHEN der Erkrankung erkennen und - soweit möglich – beseitigen.

C. Unterstützende Maßnahmen zur Selbstheilung durch das körpereigene Immunsystem

D. Direkte Angriffe auf Tumorzellen durch medizinische Intervention

E. Eventuell notwendige operative Eingriffe

Für die Therapie eines Patienten mit Lungenkrebs bedeutet dies:

zu A: Auslöser des Bronchialkarzinom sind bekannterweise fast immer Verschmutzungen, die über einen längeren Zeitraum beim Einatmen mit der Atemluft in die Lunge gelangen und sich dort absetzen. Aktives (und zu einem gewissen Teil auch passives) Rauchen verschuldet über 50% der Fälle von

Lungenkrebs. Aber auch ständiges Einatmen von Staubteilchen (Asbest), oder von Lösungsstoffen chemischer Industrie- produkte kann zur Auslösung eines Lungentumors beitragen. **Zigaretten (und exzessiver Alkoholkonsum) müssen auf jeden Fall gemieden werden.**

Zu B: **Ursache** des Bronchialkarzinom ist, wie bei allen Krebserkrankungen, eine Kombination aus fehlerhafter Ernährung und einer Schwächung des Immunsystems.

Diese Immunschwäche kann ihrerseits altersbedingte Ursachen haben, die wir als gegeben akzeptieren müssen (weil wir nichts daran ändern können), aber sie kann auch aus einer Organschwäche (Milz, Leber, Darm) oder der Überbelastung eines Organs resultieren (Bauchspeicheldrüse). In diesem Fall können wir sehr wohl unterstützend eingreifen.

Eine radikale Umstellung der Ernährung sollte wie stets der erste Therapieschritt sein. Im Internet lassen sich eine ganze Reihe brauchbarer Diäten zum Thema finden.

Gemeinsamkeiten bestehen in:

1. Völlige Verbannung von Fleisch und weiterem tierischem Eiweiß aus der Ernährung
während der Therapie

Der Grund hierfür liegt darin, dass tierisches Eiweiß – anders als pflanzliches Eiweiß - nicht direkt als Nährstoff vom Menschen übernommen werden kann. Tierische Eiweß- moleküle müssen zunächst mittels Enzymen aufgespalten und danach passend für menschliche molekulare Ernährungs- bausteine umgebaut werden. Dieser, von einem gesunden Körper routinemäßig zu bewältigende Schritt wird bei einem Krebskranken zum Problem. Zwar kann sein Körper auch weiterhin tierisches Eiweiß verarbeiten, aber in der Folge fehlen genau diejenigen Enzyme, die er auch für die Demaskierung und den Abbau des elektrostatischen Schutzschildes der Krebszellen benötigt.

Ein an sich schon geschwächter Ausstoß der Enzyme (Trypsin und Chymotrypsin) ist ja eine der Ursachen von Krebsentstehung und liegt bei jedem Krebskranken vor.

2.Keinerlei Fertiggerichte oder haltbar gemachte Lebensmittel in Dosen

Dem Körper müssen Vitamine, Mineralien und pflanzliche Ballaststoffe zugeführt werden.

Von daher verbietet sich jegliche Konservierung oder extreme Erhitzung von Lebensmitteln, da bei diesen Prozessen zumindest die Vitamine auf der Strecke bleiben. Kohlgemüse bei der Zubereitung leicht dünsten oder im rohen Zustand verzehren.

3. Biologisch angebaute Nahrungsmittel aus dem eigenen Garten oder dem Bioladen beziehen.

Pflanzen entwickeln Abwehrstoffe zum Schutz vor Infektionen oder Insekten. Diese sogenannten´sekundären Planzeninhaltsstoffe´ wirken auch nach dem Verzehr im menschlichen Körper weiter und stellen einen natürlichen Schutz gegen die Ausbreitung von Krebszellen.

Trauben, Äpfel, Beeren,Granatäpfel, Kohl, Knoblauch, Tomaten, Sojabohnen sind einige Lebensmittel mit einem hohen Gehalt an Krebs hemmenden sekundären Pflanzeninhaltsstoffen. Aber auch Getränke wie grüner Tee und trockener Rotwein (hic!) können diese Eigenschaften entwickeln.

Allerdings produzieren ´geschützte´, also mit Insektiziden gespritzte Pflanzen sehr viel weniger eigene Abwehrstoffe. Aus diesem Grund sollten diese Lebensmittel aus Bioläden bezogen werden, deren Produkte (hoffentlich) aus einem natur-belassenem Wachstum stammen.

4. Den Vitamin D – Spiegel im Körper kontrollieren und angleichen.

Ein Mangel an Vitamin D kann die Effizienz des Immun-systems schwerwiegend beeinträchtigen.

Nach neuerlichen Erkenntnissen sind die stabilisierenden Werte bei Vitamin D in den gängigen ärztlichen Informationsblättern viel zu gering angegeben. Bei Unterversorgung sollte eine Menge von mindestens 2.000 I.E./täglich zugeführt werden.

Falls diese Menge nicht durch ein intensives tägliches Sonnenbad vom Körper selbst produziert werden kann, bleibt nur der Gang in die Apotheke, denn einzig mit dem Lebertran des Wales könnte es gelingen, die erforderliche Menge mit der Nahrung zu sich zu nehmen. Aber wer trinkt schon Lebertran?

Zu C: Organe wie die Niere, Milz und Leber können gereinigt werden, indem der dort angelagerte überflüssige 'Zellschrott' entsorgt wird.

Diese medizinische Behandlung ist ein Spezialgebiet von Heil-praktikern oder Ärzten mit homöopathischem Hintergrund.

Der wichtigste Schritt einer **Sanierung des Darmes** hingegen liegt in dem täglichen Gebrauch von kaltgepressten Ölen im Zusammenhang mit Rohkost, um den Bestandteil der entzündungshemmenden Omega-3 Fettsäuren zu erhöhen.

Zu D: Hierzu zählt in erster Linie die Einnahme von konzentriertem Amygdalin.

Ob eine orale oder intravenöse Zuführung optimaler ist, liegt an dem zu versorgenden Organ. Bei einem Lungenkrebs ist sicherlich eine intravenöse Einnahme vorteilhafter.

Amygdalin lässt sich in verschiedenen Konzentraten z.B. über die 'Flora` Apotheke in Hannover bestellen. Für die höheren Konzentrate ist ein ärztliches Attest vorgeschrieben, naturbelassene Konzentrate wie z.B. Bittermandeln sind dort frei verkäuflich.

Die erste Spritze gegen den 'großzelligen` Lungenkrebs (Cancer de pulmon de celdas no pequenas – CPCNP) auf der Basis eines Serum von 'monoklonalen Antikörper' ist in Kuba oder Argentinien unter dem Handelsnamen 'Vaxira' erhältlich.

Die Spritze wird ambulant verabreicht und zwar bei jedem Termin 4 Injektionen in verschiedene Körperzonen. Jede Impfung legt im Körper gewissermaßen ein kleines 'Depot´des Serums an, welches über einen längeren Zeitraum langsam und kontinuierlich den Wirkstoff an den Körper abgibt.

Die Gesamtbehandlung umfasst 15 Arzttermine zur Verabreichung der jeweiligen Injektionen, wobei die ersten 10 Termine jeweils 2 mal im Monat stattfinden, die letzten 5 Termine monatlich.

Es werden also über einen Gesamtzeitraum von 10 Monaten 60 Injektionen verabreicht, die sicherstellen sollen, dass der Patient über einen Zeitraum von11 Monaten kontinuierlich mit T-Zellen gegen den Lungenkrebs versorgt wird.

Der Gesamtpreis dieses ambulanten Versorgungspakets liegt bei c.a. 20 000 USD (Stand 2014).

Die kubanischen Ärzte haben die Daten der 8 jährigen Versuchsphase der medikamentösen Erprobung veröffentlicht. Hier zeigt sich, dass sich die durchschnittliche Überlebenszeit bei Patienten, die mit 'Racotumomab´, also dem hauptsächlichen Wirkstoff von ´Vaxira´ behandelt wurden, um 13-15 Monate gegenüber vergleichbaren Patienten ohne Behandlung verlängert hat. **Das ist nun wahrlich kein überragendes Ergebnis, zeigt jedoch , dass die Impfung im Prinzip Resultate zeitigt , auf denen aufgebaut werden kann.** Denn die Kubaner haben an dieser ersten Testphase nur Patienten teilnehmen lassen, die von der klassischen Krebstherapie bereits aufgegeben waren. (Stadium III B und IV). Des weiteren hatten 72% der Patienten bereits eine Chemotherapie und 50% eine Strahlentherapie durchlaufen. Von einer therapeutischen Ernährung während dieser Behandlung wird nichts erwähnt, aber wir können mit Sicherheit davon ausgehen, dass eine Ernährung in Kuba als therapeutischer Faktor keine Rolle spielt, weil die Versorgungslage auf dieser Insel gar keine Spezialernährung gestattet.

Zur Zeit laufen Großversuche mit dieser Impfung in 30 Ländern innerhalb und außerhalb von Lateinamerika, an denen auch einige, von ihrer medizinischen Versorgung her eher ´No-Name´ Länder wie Pakistan, die Philippinen oder die Türkei teilnehmen. Nicht so die USA oder die Länder der EU, in denen die jeweiligen Zulassungsbehörden aber anerkannte positive Ergebnisse einfordern, um Verwendung (und selbst den Import) eines Medikaments zu erlauben.

Hier wird es erst dann eine Impfung gegen das Bronchialkarzinom geben, wenn eine europäische oder US amerikanische Eigenentwicklung auf dem Markt ist.

Der Profit, sie verstehen schon, Frau Nachbar...

Aber selbstverständlich kann Jeder an Lungenkrebs Erkrankte, der es sich finanziell erlauben kann, auf eigene Faust nach

Argentinien oder eines der angrenzenden Länder reisen, um sich dort behandeln zu lassen. Eine deutschsprachige Unterkunft und Betreuung ließe sich in all diesen Ländern sicherlich organisieren. (Kuba selbst ist wegen der Versorgungslage an Nahrungsmittel für eine parallele Spezialernährung weniger geeignet)

Weitere Ansätze zur gezielten Zerstörung von Krebszellen sind 'Insulin-potenzierte Therapie' (ITP), die oftmals in Kombination mit der Einnahme von Amygdalin durchgeführt wird,ebenso wie die parallele Wärmebehandlungen des 'Hyperthermie' Verfahrens.

ITP funktioniert deshalb, weil die Krebszellen 10 bis 20 mal so viele 'Rezeptoren` für Insulin auf ihrer Oberfläche haben, wie normale Zellen. Aus diesem Grund kann vor der intravenösen Verabreichung von Zytostatika zunächst eine 'Aufnahmeschleuse` geöffnet werden, indem zuerst Insulin in den Blutkreislauf injiziert wird. In der Folge kann die Dosis von Zytostatika bei gleicher Wirkung um ein vielfaches geringer ausfallen.

In der mexikanischen Klinik des **Dr. Contreras**, eines Pioniers der Krebsbehandlung mit Laetril, werden Patienten seit den 60er Jahren mit Amygdalin in Verbindung mit alternativen Behandlungsmethoden (zum Beispiel ITP) mit guten Erfolg behandelt.

Diese Klinik in **Tijuana**, einer Stadt an der Grenze zu den USA wird auch von vielen begüterten US Amerikanern aufgesucht, da es in ihrem Land schwierig ist, eine adäquate Behandlung zu erhalten. Natürlich könnte sich auch ein Europäer dort anmelden, allerdings ist die Behandlung nicht ganz billig.

Je nach Schwere der Erkrankung, Kombination von Behandlungspaketen und wiederholten Aufenthalten dort können sich die Kosten gut einmal auf 200 000 bis 300 000 USD auflaufen.

Also nur eine Alternative für richtig gut Betuchte. Die auf der Internetseite angegebene Summe von 15 000 USD bis 20 000 USD ist eher so etwas wie die Einstiegsquote.

Hier werden Yankies erfolgreich behandelt, aber auch gut abgezockt.

Caramba, Jose! Es culpa de ellos, Jose! Porque han prohibido esta medicina en su propio pais y ahora la quieren, Jose? Que pagan estos gringos locos! Ademas nos han robado Texas y California, te requerdas, Joselito?

Carajo - justito que pagan y basta!

Auf jeden Fall lohnt sich ein Besuch der Internetseite dieser Klinik, da dort auch Behandlungsstatistiken veröffentlicht werden. Und dort wird auch beschrieben, was es mit der einzigen Gegenstatistik auf sich hat, die 1982 in den USA von der Mayo Clinic aufgrund von einer ganz offensichtlich getürkten Versuchsreihe mit insgesamt nur 178 Patienten. (in der Contreras Klinik sind seit den 60er Jahren zehntausende von Patienten mit Laetril behandelt worden).

Dennoch wurde diese US amerikanische Versuchsreihe in den USA und in Europa als der endgültige Beweis gehandelt, dass Laetril eine wirkungslose Alternative bei der Krebsbehandlung sei. Wir wissen ja nun, warum...

Die Klinik heißt heutzutage `**Oasis of Hope**` und unter diesem

Namen ist sie auch im Internet zu finden. Die Seite ist im übrigen auf englisch, sollte also jeder lesen können.

Zu E: Es sind einige Krebsfälle bekannt, die als `nicht mehr behandelbar` von der Schulmedizin aufgegeben worden sind und bei denen sich nach einer alternativen Behandlung der Tumor vollständig zurückgebildet hat und verschwunden ist. In vielen Fällen von erfolgreicher Alternativbehandlung ist jedoch der Tumor nach seinem Wachstumsstopp im Gewebe eingeschlossen und verbleibt dort als ´gutartiger Tumor`. Ebenso wie bei einem Großteil der Bevölkerung, bei der sich im Laufe des Lebens zahlreiche ´gutartige´ Tumore gebildet haben, ohne dass die Betroffenen jemals etwas davon geahnt haben.

Aber zweifellos gibt es eine Vielzahl von Tumoren, die bereits von ihrer Wucherung und Dimension
her lebensbedrohlich auf benachbarte Organe einwirken und operativ entfernt werden müssen.

In all diesen Fällen ist es dringlichst anzuraten, dass eine Operation OHNE vorherige ´Biopsie`, also einer Gewebeentnahme aus dem lebenden Tumor stattfindet.

Zu groß ist die Gefahr, dass der Schnitt in den Tumor zur Metastasierung anregt.

Falls die operierenden Ärzte sich nicht bereit finden sollten, ohne vorherige Biopsie eine Operation vorzunehmen, dann sollte zumindest der zeitliche Abstand zwischen Gewebeentnahme und Operation möglichst gering sein -

UND - das eigene Immunsystem durch die beste Kombination der oben beschriebenen Maßnahmen sich leistungsmäßig auf einem möglichst optimalen Stand befinden.

* * * * * * * * *